介護実務者必携

介護の薬
コンパクトブック

介護の薬研究会

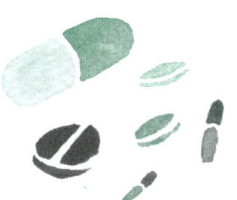

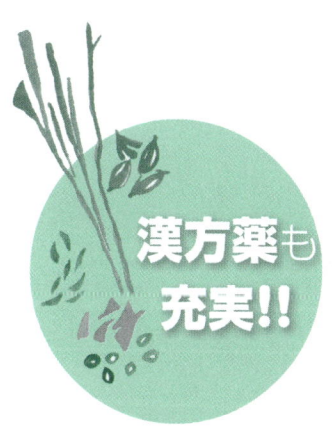

漢方薬も充実!!

TAC出版

はじめに

近年、「介護従事者が実施可能な医療的行為」が拡大しています。平成17年に通知された「医師法第17条、歯科医師法第17条及び保健師助産師看護師法第31条の解釈について」で、原則として医療行為ではないと考えられるものが提示され、長らく続いた医療と介護のグレーゾーンに、一定の線引きがなされました。平成24年4月には「社会福祉士及び介護福祉士法」の一部改正により、介護福祉士などによる一定条件下でのたんの吸引などの実施が解禁されています。こうした傾向は今後も続くと考えられ、将来的に「必要とされる介護従事者」にとって、医療的なスキルは重要なウェイトを占めていくとされています。

本書は、介護の現場で必要となる医薬品に関する情報を収載した一冊です。コンセプトは「介護従事者が薬になじむ入門編」で、以下のような使い方をしていただければと考えています。

① まずは第1章冒頭の「医薬品の製品名一覧」で被介護者の飲んでいる薬を知る

(他の類書よりも多くの薬を収載して対応範囲を拡大しています)

② その薬がどんな病気に効くかなど概要を知る

(必要最低限の内容を記載し、介護上のハードルを上げないようにしています)

③ ①、②から被介護者や医療関係者との薬に関するコミュニケーションのベースをつくる

(これが一番大事なことです)

介護従事者は、被介護者にとって最も身近――それは医師、看護師よりも――であり、体調や心情の変化をいちばん把握できる存在です。現場で真に必要となる情報にしぼり、ハードルを上げないことで薬に親しんでいただけるように記述しました。医療的な知識の習得を目指す介護従事者の皆さまの一助になれましたら幸いです。

2014年7月　執筆者

Contents

第1章　疾患・症状に応じた治療薬の紹介

- 序 医薬品の製品名一覧 ………………………………………… 2
- ❶ 心血管系疾患 ……………………………………………… 39
  - 高血圧 ………………………………………………………… 39
  - 狭心症・心筋梗塞（虚血性心疾患）………………………… 45
  - 不整脈 ………………………………………………………… 49
  - 心不全 ………………………………………………………… 52
  - 閉塞性動脈硬化症 …………………………………………… 57
- ❷ 脳血管系疾患 ……………………………………………… 60
  - 脳血管障害（脳卒中）………………………………………… 60
  - てんかん ……………………………………………………… 64
- ❸ 呼吸器系疾患 ……………………………………………… 66
  - かぜ症候群 …………………………………………………… 66
  - 気管支喘息・COPD（慢性閉塞性肺疾患）………………… 70
  - インフルエンザ ……………………………………………… 74
  - 肺炎 …………………………………………………………… 75
- ❹ 消化器系疾患 ……………………………………………… 80
  - 胃・十二指腸潰瘍 …………………………………………… 80
  - 慢性肝炎 ……………………………………………………… 85
  - 便秘 …………………………………………………………… 89
  - 下痢 …………………………………………………………… 93
  - 痔疾 …………………………………………………………… 97
- ❺ 内分泌・代謝系疾患 ……………………………………… 100
  - 糖尿病 ………………………………………………………… 100
  - 脂質異常症 …………………………………………………… 105
  - 痛風・高尿酸血症 …………………………………………… 110
  - 甲状腺疾患 …………………………………………………… 115
  - むくみ（浮腫）………………………………………………… 117

❻ 精神・神経系疾患 ……………………………120
- 認知症 ……………………………………………… 120
- うつ病 ……………………………………………… 123
- 不眠症（睡眠障害）……………………………… 127
- パーキンソン病 …………………………………… 131

❼ 骨・関節系疾患 ……………………………136
- 骨粗しょう症 ……………………………………… 136
- 関節リウマチ ……………………………………… 140
- 変形性膝関節症 …………………………………… 142

❽ 腎・泌尿器系疾患 …………………………146
- 腎不全 ……………………………………………… 146
- 排尿障害（前立腺肥大）………………………… 150
- 頻尿（過活動膀胱）……………………………… 153
- 尿路感染症 ………………………………………… 155

❾ 皮膚系疾患 …………………………………160
- 帯状疱疹 …………………………………………… 160
- 白癬（水虫）……………………………………… 162
- 疥癬 ………………………………………………… 165

❿ 眼科系疾患 …………………………………169
- 白内障 ……………………………………………… 169
- 緑内障 ……………………………………………… 172

⓫ 歯科系疾患 …………………………………177
- 歯周病・口内炎 …………………………………… 177

第2章　介護に関わる薬の基本

❶ 覚えておきたい薬の基礎知識 …………………182
- 服用のタイミング ………………………………… 182
- 薬の副作用と禁忌 ………………………………… 183

薬の飲み合わせ ………………………………………… 184
薬の保管と管理 ………………………………………… 187
高齢者の服薬に関する注意事項 ……………………… 188
❷ 介護の現場で起きやすい薬に関するQ&A ……………190
❸ 介護職による医療用具や薬などに関する介助 ………194

第3章 重篤な副作用出現の可能性がある薬とその症状

❶ 心臓・循環器系に現れる副作用 ……………………198
うっ血性心不全 ………………………………………… 198
心室頻拍 ………………………………………………… 199

❷ 呼吸器系に現れる副作用 ……………………………200
急性好酸球性肺炎 ……………………………………… 200
肺胞出血（肺出血・びまん性肺胞出血） …………… 200
肺水腫 …………………………………………………… 201
胸膜炎・胸水貯留 ……………………………………… 202
間質性肺炎 ……………………………………………… 202
急性肺損傷・急性呼吸窮迫症候群（急性呼吸促迫症候群） …… 203
非ステロイド性抗炎症薬による喘息発作 …………… 204

❸ 消化器系に現れる副作用 ……………………………205
薬物性肝障害 …………………………………………… 205
重度の下痢 ……………………………………………… 206
急性膵炎（薬剤性膵炎） ……………………………… 207
麻痺性イレウス ………………………………………… 207
消化性潰瘍 ……………………………………………… 208
偽膜性大腸炎 …………………………………………… 209

❹ 代謝・内分泌系に現れる副作用 ……………………210
低血糖 …………………………………………………… 210
高血糖 …………………………………………………… 211

甲状腺機能低下症 ………………………………… 211
　　甲状腺中毒症 ……………………………………… 212
　　偽アルドステロン症 ……………………………… 213
❺ 精神系に現れる副作用 …………………………214
　　アカシジア ………………………………………… 214
　　セロトニン症候群 ………………………………… 215
　　薬剤惹起性うつ病 ………………………………… 215
　　悪性症候群 ………………………………………… 216
❻ 神経・筋骨格系に現れる副作用 ………………217
　　骨粗しょう症 ……………………………………… 217
　　無菌性髄膜炎 ……………………………………… 218
　　運動失調 …………………………………………… 218
　　末梢神経障害 ……………………………………… 219
　　ギラン・バレー症候群 …………………………… 219
　　ジスキネジア ……………………………………… 220
　　けいれん・てんかん ……………………………… 221
　　横紋筋融解症 ……………………………………… 222
　　薬剤性パーキンソニズム ………………………… 222
❼ 腎・泌尿器系に現れる副作用 …………………224
　　腎性尿崩症 ………………………………………… 224
　　ネフローゼ症候群 ………………………………… 224
　　急性腎不全 ………………………………………… 225
　　間質性腎炎（尿細管間質性腎炎）………………… 226
　　出血性膀胱炎 ……………………………………… 227
　　尿閉・排尿困難 …………………………………… 227
❽ 血液に現れる副作用 ……………………………229
　　血栓性血小板減少性紫斑病（TTP）……………… 229
　　再生不良性貧血 …………………………………… 229

薬剤性貧血	230
出血傾向	231
無顆粒球症	232
血小板減少症	232
血栓症（血栓塞栓症・塞栓症・梗塞）	233

❾ 皮膚に現れる副作用 …………234

接触皮膚炎	234
急性汎発性発疹性膿疱症	234
スティーブンス・ジョンソン症候群	235
中毒性表皮壊死症（中毒性表皮壊死融解症）	236
薬剤性過敏症症候群	237

❿ 眼・耳・口腔に現れる副作用 …………239

ビスフォスフォネート系薬剤による顎骨壊死	239
薬物性口内炎	239
薬物性味覚障害	240
角膜混濁	241
網膜・視路障害	241
緑内障	242
難聴	243

⓫ 過敏症 …………244

アナフィラキシー	244
血管性浮腫	244
喉頭浮腫	245
非ステロイド性抗炎症薬によるじんましん・血管性浮腫	246

第1章

疾患・症状に応じた治療薬の紹介

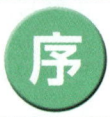 医薬品の製品名一覧

製品名	適応症	薬品分類
〈英字〉		
ATP	脳血管障害（脳卒中）〔63〕	その他の脳循環・代謝改善薬（生理的活性物質）
D-ソルビトール	便秘〔90〕	糖類下剤
PL配合顆粒	かぜ症候群〔66〕	総合感冒薬
SM散	胃・十二指腸潰瘍〔83〕	健胃薬
SPトローチ	歯周病・口内炎〔178〕	トローチ薬
γ-BHC	疥癬〔167〕	その他の薬
〈ア〉		
アーガメイト	腎不全〔149〕	高カリウム血症治療薬
アーチスト	高血圧〔42〕、心不全〔56〕	β遮断薬
アーテン	パーキンソン病〔133〕	抗コリン薬
アイオナール・ナトリウム	不眠症（睡眠障害）〔129〕	バルビツール酸系睡眠薬
アイトロール	狭心症・心筋梗塞（虚血性心疾患）〔45〕	硝酸薬
アイロミール	気管支喘息・COPD（慢性閉塞性肺疾患）〔72〕	β刺激薬
アカルディ	心不全〔54〕	強心薬
アキネトン	パーキンソン病〔133〕	抗コリン薬
アクトス	糖尿病〔102〕	インスリン抵抗性改善薬
アクトネル	骨粗しょう症〔137〕	ビスホスフォネート製剤
アクロマイシン	肺炎〔77〕、尿路感染症〔157〕	テトラサイクリン系抗菌薬
アクロマイシン	歯周病・口内炎〔178〕	トローチ薬
アコレート	気管支喘息・COPD（慢性閉塞性肺疾患）〔72〕	ロイコトリエン受容体拮抗薬
アサコール	下痢〔95〕	炎症性腸疾患薬
アザルフィジンEN	関節リウマチ〔141〕	抗リウマチ薬（DMARDs）
アシクリル	帯状疱疹〔160〕	ヘルペスウイルス治療薬
アシノン	胃・十二指腸潰瘍〔81〕	H2受容体拮抗薬（H2ブロッカー）

製品名	適応症	薬品分類
アシビル	帯状疱疹〔160〕	ヘルペスウイルス治療薬
アジマリン	不整脈〔49〕	ナトリウムチャネル遮断薬（Vaughan Williams Ia群）
アジャストA	便秘〔91〕	大腸刺激性下剤
亜硝酸アミル	狭心症・心筋梗塞（虚血性心疾患）〔45〕	硝酸薬
アスゲン	かぜ症候群〔67〕、肺炎〔78〕	鎮咳薬
アスコンプ	胃・十二指腸潰瘍〔82〕	粘膜抵抗増強薬
アスタット	白癬（水虫）〔164〕	抗真菌薬（外用薬）
アストーマ	かぜ症候群〔67〕、肺炎〔78〕	鎮咳薬
アストフィリン	気管支喘息・COPD（慢性閉塞性肺疾患）〔73〕	キサンチン誘導体
アストミン	かぜ症候群〔67〕、肺炎〔78〕	鎮咳薬
アストリック	帯状疱疹〔160〕	ヘルペスウイルス治療薬
アズノールST	歯周病・口内炎〔178〕	口内炎治療薬
アズノールうがい液	歯周病・口内炎〔177〕	含漱薬（うがい薬）など
アスパラ-CA	骨粗しょう症〔136〕	カルシウム製剤
アスピリン	関節リウマチ〔140〕	非ステロイド性抗炎症薬（NSAIDs）
アスプール	気管支喘息・COPD（慢性閉塞性肺疾患）〔72〕	β刺激薬
アスペノン	不整脈〔50〕	ナトリウムチャネル遮断薬（Vaughan Williams Ib群）
アスベリン	かぜ症候群〔67〕、肺炎〔78〕	鎮咳薬
アズマネックス	気管支喘息・COPD（慢性閉塞性肺疾患）〔70〕	ステロイド薬（内服・吸入）
アズレミック	歯周病・口内炎〔178〕	口内炎治療薬
アセオシリン	肺炎〔76〕、尿路感染症〔156〕	ペニシリン系抗菌薬
アセタノール	高血圧〔42〕、狭心症・心筋梗塞（虚血性心疾患）〔46〕、不整脈〔50〕	β遮断薬
アセチルスピラマイシン	肺炎〔77〕	マクロライド系抗菌薬
アダラート	高血圧〔39〕、狭心症・心筋梗塞（虚血性心疾患）〔46〕	カルシウム拮抗薬（Ca拮抗薬）
アデカット	高血圧〔40〕、心不全〔54〕	ACE阻害薬（アンジオテンシン変換酵素阻害薬）
アデスタン	白癬（水虫）〔164〕	抗真菌薬（外用薬）

序

医薬品の製品名一覧

製品名	適応症	薬品分類
アデホスコーワ	脳血管障害（脳卒中）〔63〕	その他の脳循環・代謝改善薬（生理的活性物質）
アテレック	高血圧〔39〕	カルシウム拮抗薬（Ca拮抗薬）
アドエア	気管支喘息・COPD（慢性閉塞性肺疾患）〔71〕	合剤（吸入ステロイド剤＋LABA吸入）
アドソルビン	下痢〔94〕	止痢薬
アトック	気管支喘息・COPD（慢性閉塞性肺疾患）〔72〕	β刺激薬
アドビオール	狭心症・心筋梗塞（虚血性心疾患）〔46〕	β遮断薬
アドフィード	変形性膝関節症〔144〕	非ステロイド性抗炎症薬（外用薬）
アトロベント	気管支喘息・COPD（慢性閉塞性肺疾患）〔71〕	抗コリン薬（吸入）
アナフラニール	うつ病〔124〕	三環系抗うつ薬
アバプロ	高血圧〔40〕、心不全〔55〕、腎不全〔147〕	ARB（アンジオテンシンⅡ受容体拮抗薬）
アピドラ	糖尿病〔100〕	インスリン製剤
アビリット	胃・十二指腸潰瘍〔82〕	胃粘膜保護薬
アフタシールS	歯周病・口内炎〔178〕	口内炎治療薬
アフタゾロン	歯周病・口内炎〔178〕	口内炎治療薬
アフタッチ	歯周病・口内炎〔178〕	口内炎治療薬
アプネカット	気管支喘息・COPD（慢性閉塞性肺疾患）〔73〕	キサンチン誘導体
アプリトーン	不整脈〔50〕	ナトリウムチャネル遮断薬（Vaughan Williams Ib群）
アベロックス	肺炎〔77〕、尿路感染症〔157〕	ニューキノロン系抗菌薬
アボルブ	排尿障害（前立腺肥大）〔152〕	5α還元酵素阻害薬
アマリール	糖尿病〔101〕	スルホニル尿素薬（SU薬）
アミサリン	不整脈〔49〕	ナトリウムチャネル遮断薬（Vaughan Williams Ia群）
アミノレバン	慢性肝炎〔87〕	肝硬変治療薬
アミペニックス	肺炎〔76〕、尿路感染症〔156〕	ペニシリン系抗菌薬
アムロジピン	高血圧〔39〕	カルシウム拮抗薬（Ca拮抗薬）
アムロジン	高血圧〔39〕、狭心症・心筋梗塞（虚血性心疾患）〔46〕	カルシウム拮抗薬（Ca拮抗薬）
アモキサン	うつ病〔124〕	三環系抗うつ薬
アモバン	不眠症（睡眠障害）〔128〕	非ベンゾジアゼピン系睡眠薬

製品名	適応症	薬品分類
アモリン	肺炎〔76〕、尿路感染症〔156〕	ペニシリン系抗菌薬
アラセナ-A	帯状疱疹〔160〕	ヘルペスウイルス治療薬
アラバ	関節リウマチ〔141〕	抗リウマチ薬（DMARDs）
アリセプト	認知症〔120〕	コリンエステラーゼ阻害薬
アリメジン	かぜ症候群〔68〕	抗ヒスタミン薬
アルギメート	慢性肝炎〔87〕	肝硬変治療薬
アルサルミン	胃・十二指腸潰瘍〔82〕	粘膜抵抗増強薬
アルダクトン	高血圧〔41〕、心不全〔55〕	利尿薬
アルダクトンA	高血圧〔41,43〕、心不全〔55〕、むくみ（浮腫）〔118〕	利尿薬（カリウム保持性）、アルドステロン拮抗薬
アルタット	胃・十二指腸潰瘍〔81〕	H2受容体拮抗薬（H2ブロッカー）
アルファロール	骨粗しょう症〔137〕、腎不全〔148〕	活性型ビタミンD3製剤
アルベース	胃・十二指腸潰瘍〔82〕	胃粘膜保護薬
アルボ	痛風・高尿酸血症〔112〕、変形性膝関節症〔143〕	非ステロイド性抗炎症薬（NSAIDs）
アルマール	高血圧〔42〕	$\alpha\beta$遮断薬
アルマトール	むくみ（浮腫）〔118〕	カリウム保持性利尿薬
アルミゲル	胃・十二指腸潰瘍〔81〕	制酸薬
アルミワイス	胃・十二指腸潰瘍〔81〕	制酸薬
アルロイドG	胃・十二指腸潰瘍〔82〕	粘膜抵抗増強薬
アレグラ	かぜ症候群〔68〕	抗ヒスタミン薬
アレジオン	かぜ症候群〔68〕、疥癬〔166〕	抗ヒスタミン薬、抗アレルギー薬
アレステン	高血圧〔41〕、心不全〔55〕	利尿薬
アレビアチン	てんかん〔64〕	主に発作の予防などに用いる薬剤
アレベール	かぜ症候群〔68〕、気管支喘息・COPD（慢性閉塞性肺疾患）〔73〕、肺炎〔79〕	去痰薬
アレリックス	むくみ（浮腫）〔118〕、腎不全〔147〕	ループ系利尿薬
アレルギン	かぜ症候群〔68〕	抗ヒスタミン薬
アレロック	かぜ症候群〔68〕	抗ヒスタミン薬
アロエ	便秘〔91〕	大腸刺激性下剤
アローゼン	便秘〔91〕	大腸刺激性下剤
アロシトール	痛風・高尿酸血症〔111〕	尿酸生成抑制薬
アロテック	気管支喘息・COPD（慢性閉塞性肺疾患）〔72〕	β刺激薬

1 序　医薬品の製品名一覧

製品名	適応症	薬品分類
アンカロン	不整脈〔51〕	カリウムチャネル遮断薬
安息香酸ベンジル	疥癬〔167〕	その他の薬
アンタップR	狭心症・心筋梗塞（虚血性心疾患）〔45〕	硝酸薬
アンヒバ	かぜ症候群〔67〕	解熱消炎鎮痛薬
アンプラーグ	閉塞性動脈硬化症〔58〕、脳血管障害（脳卒中）〔61〕	抗血小板薬
アンプリット	うつ病〔124〕	三環系抗うつ薬
〈イ〉		
イーシー・ドパール	パーキンソン病〔131〕	レボドパ製剤
イーピーエル（EPL）	慢性肝炎〔86〕	肝機能改善薬
イクセロン	認知症〔120〕	コリンエステラーゼ阻害薬
イサロン	胃・十二指腸潰瘍〔82〕	粘膜抵抗増強薬
イソジンガーグル	歯周病・口内炎〔177〕	含漱薬（うがい薬）など
イソパール・P	気管支喘息・COPD（慢性閉塞性肺疾患）〔72〕	β刺激薬
イソミタール	不眠症（睡眠障害）〔129〕	バルビツール酸系睡眠薬
イドメシン	変形性膝関節症〔143〕	非ステロイド性抗炎症薬（NSAIDs）
イトリゾール	白癬（水虫）〔163〕	抗真菌薬（内服薬）
イナビル	インフルエンザ〔74〕	抗インフルエンザウイルス薬
イノリン	気管支喘息・COPD（慢性閉塞性肺疾患）〔72〕	β刺激薬
イノレット	糖尿病〔100〕	インスリン製剤
イリコロンM	下痢〔95〕	過敏性腸症候群治療薬
イリボー	下痢〔95〕	過敏性腸症候群治療薬
イルベタン	高血圧〔40〕、心不全〔55〕、腎不全〔147〕	ARB（アンジオテンシンⅡ受容体拮抗薬）
インダシン	痛風・高尿酸血症〔112〕、変形性膝関節症〔143〕、帯状疱疹〔161〕	非ステロイド性抗炎症薬（NSAIDs）
インテバン	変形性膝関節症〔144〕	非ステロイド性抗炎症薬（外用薬）
インテバンSP	かぜ症候群〔67〕、関節リウマチ〔140〕、変形性膝関節症〔143〕、帯状疱疹〔161〕	非ステロイド性抗炎症薬（NSAIDs）

製品名	適応症	薬品分類
インデラル	高血圧〔42〕、狭心症・心筋梗塞（虚血性心疾患）〔46〕、不整脈〔50〕	β遮断薬
インドメロール	白内障〔170〕	点眼用非ステロイド性抗炎症薬
インヒベース	高血圧〔40〕、心不全〔53〕、腎不全〔146〕	ACE阻害薬（アンジオテンシン変換酵素阻害薬）
インフリー	変形性膝関節症〔143〕	非ステロイド性抗炎症薬（NSAIDs）
インフリーS	変形性膝関節症〔143〕	非ステロイド性抗炎症薬（NSAIDs）

〈ウ〉

製品名	適応症	薬品分類
ウェールナラ	骨粗しょう症〔138〕	エストロゲン製剤
ウブレチド	排尿障害（前立腺肥大）〔151〕	抗コリンエステラーゼ薬
ウブレチド	緑内障〔174〕	点眼用コリンエステラーゼ阻害薬
ウラリット	痛風・高尿酸血症〔112〕	尿アルカリ化薬
ウリトス	頻尿（過活動膀胱）〔153〕	抗コリン薬
ウルグート	胃・十二指腸潰瘍〔82〕	胃粘膜保護薬
ウルソ	慢性肝炎〔87〕	催胆・排胆薬

〈エ〉

製品名	適応症	薬品分類
エイゾプト	緑内障〔173〕	点眼用炭酸脱水素酵素阻害薬
エースコール	高血圧〔40〕、心不全〔53〕、腎不全〔146〕	ACE阻害薬（アンジオテンシン変換酵素阻害薬）
エカード	高血圧〔43〕	合剤（利尿薬+ARB）
エクア	糖尿病〔104〕	DDP-IV阻害薬
エクセグラン	てんかん〔64〕	主に発作の予防などに用いる薬剤
エコリシン	白内障〔170〕	点眼用抗菌薬
エスクレ	不眠症（睡眠障害）〔128〕	非ベンゾジアゼピン系睡眠薬
エストラーナ	骨粗しょう症〔138〕	エストロゲン製剤
エストラダーム	骨粗しょう症〔138〕	エストロゲン製剤
エストリール	骨粗しょう症〔138〕	エストロゲン製剤
エックスフォージ	高血圧〔43〕	合剤（ARB+Ca拮抗薬）
エディロール	骨粗しょう症〔137〕	活性型ビタミンD3製剤
エバステル	かぜ症候群〔68〕	抗ヒスタミン薬

製品名	適応症	薬品分類
エパデール	狭心症・心筋梗塞（虚血性心疾患）〔47〕、閉塞性動脈硬化症〔58〕、脳血管障害（脳卒中）〔61〕、脂質異常症〔109〕	抗血小板薬、多価不飽和脂肪酸
エバミール	不眠症（睡眠障害）〔128〕	ベンゾジアゼピン系睡眠薬
エビオス	下痢〔94〕	整腸薬
エビスタ	骨粗しょう症〔138〕	選択的エストロゲン受容体調節薬（SERM）
エビプロスタット	排尿障害（前立腺肥大）〔151〕	植物エキス製剤
エビリファイ	認知症〔121〕	非定型抗精神病薬
エフピー	パーキンソン病〔132〕	モノアミンオキシダーゼB阻害薬
エブランチル	高血圧〔42〕、排尿障害（前立腺肥大）〔150〕	α遮断薬
エリスパン	不眠症（睡眠障害）〔129〕	抗不安薬
エリスロシン	肺炎〔77〕	マクロライド系抗菌薬
エリミン	不眠症（睡眠障害）〔128〕	ベンゾジアゼピン系睡眠薬
塩酸エフェドリン	気管支喘息・COPD（慢性閉塞性肺疾患）〔72〕	β刺激薬
エンテロノンR	下痢〔94〕	整腸薬
エントモール	下痢〔94〕	整腸薬
エンピナース	かぜ症候群〔68〕、肺炎〔78〕	去痰薬
エンペシド	白癬（水虫）〔164〕	抗真菌薬（外用薬）
〈オ〉		
オイグルコン	糖尿病〔101〕	スルホニル尿素薬（SU薬）
オイテンシン	高血圧〔41〕、心不全〔55〕、むくみ（浮腫）〔118〕、腎不全〔147〕	利尿薬（ループ系）
オイラックス	疥癬〔166〕	鎮痒消炎薬
オーグメンチン	肺炎〔76〕	ペニシリン系抗菌薬
オキサロール	腎不全〔148〕	活性型ビタミンD3製剤
オステラック	変形性膝関節症〔143〕	非ステロイド性抗炎症薬（NSAIDs）
オステン	骨粗しょう症〔139〕	イプリフラボン製剤
オゼックス	肺炎〔77〕、尿路感染症〔157〕	ニューキノロン系抗菌薬
オゼックス	白内障〔170〕	点眼用抗菌薬
オドリック	高血圧〔40〕、心不全〔54〕	ACE阻害薬（アンジオテンシン変換酵素阻害薬）

製品名	適応症	薬品分類
オノン	気管支喘息・COPD（慢性閉塞性肺疾患）〔72〕	ロイコトリエン受容体拮抗薬
オパルモン	閉塞性動脈硬化症〔59〕	末梢血管拡張薬
オピセゾール	かぜ症候群〔67〕、肺炎〔78〕	鎮咳薬
オメプラール	胃・十二指腸潰瘍〔80〕	プロトンポンプ阻害薬
オメプラゾン	胃・十二指腸潰瘍〔80〕	プロトンポンプ阻害薬
オラスポア	肺炎〔76〕、尿路感染症〔156〕	セフェム系抗菌薬
オラセフ	肺炎〔76〕、尿路感染症〔157〕	セフェム系抗菌薬
オラドール	歯周病・口内炎〔178〕	トローチ薬
オルチス	変形性膝関節症〔143〕	非ステロイド性抗炎症薬（NSAIDs）
オルベスコ	気管支喘息・COPD（慢性閉塞性肺疾患）〔70〕	ステロイド薬（内服・吸入）
オルメテック	高血圧〔40〕、心不全〔55〕、腎不全〔147〕	ARB（アンジオテンシンⅡ受容体拮抗薬）
オングリザ	糖尿病〔104〕	DDP-Ⅳ阻害薬
〈カ〉		
カイロック	胃・十二指腸潰瘍〔81〕	H2受容体拮抗薬（H2ブロッカー）
加香ヒマシ油	便秘〔91〕	小腸刺激性下剤
カサール	帯状疱疹〔160〕	ヘルペスウイルス治療薬
ガスコン	下痢〔95〕	腸管内ガス駆除剤
ガスター	胃・十二指腸潰瘍〔81〕	H2受容体拮抗薬（H2ブロッカー）
ガストローム	胃・十二指腸潰瘍〔82〕	粘膜抵抗増強薬
ガストロゼピン	胃・十二指腸潰瘍〔81〕	ムスカリン受容体拮抗薬
ガスモチン	胃・十二指腸潰瘍〔83〕	消化管運動機能改善薬
ガスロンN	胃・十二指腸潰瘍〔83〕	胃粘膜保護薬
カタリン	白内障〔169〕	点眼用白内障治療薬
ガチフロ	白内障〔170〕	点眼用抗菌薬
カトレップ	変形性膝関節症〔144〕	非ステロイド性抗炎症薬（外用薬）
カバサール	パーキンソン病〔132〕	ドパミン受容体刺激薬
ガバペン	てんかん〔64〕	主に発作の予防などに用いる薬剤
カフデコN	かぜ症候群〔67〕、肺炎〔78〕	鎮咳薬

製品名	適応症	薬品分類
カプトリル	高血圧〔40〕、心不全〔53〕、腎不全〔146〕	ACE阻害薬（アンジオテンシン変換酵素阻害薬）
カムリード	胃・十二指腸潰瘍〔83〕	消化管運動機能改善薬
カリーユニ	白内障〔169〕	点眼用白内障治療薬
カリメート	腎不全〔149〕	高カリウム血症治療薬
カルグート	心不全〔54〕	強心薬
カルスロット	高血圧〔39〕	カルシウム拮抗薬（Ca拮抗薬）
カルタン	腎不全〔148〕	高リン血症治療薬
カルデナリン	高血圧〔42〕	α遮断薬
カルバン	高血圧〔42〕	β遮断薬
カルビスケン	高血圧〔42〕、狭心症・心筋梗塞（虚血性心疾患）〔46〕、不整脈〔50〕	β遮断薬
カルブロック	高血圧〔39〕、狭心症・心筋梗塞（虚血性心疾患）〔46〕	カルシウム拮抗薬（Ca拮抗薬）
カロナール	かぜ症候群〔67〕、変形性膝関節症〔143〕	非ピリン系解熱鎮痛薬
カロリール	慢性肝炎〔87〕	肝硬変治療薬
含漱用ハチアズレ	歯周病・口内炎〔177〕	含漱薬（うがい薬）など
カンテック	慢性肝炎〔86〕	肝たんぱく代謝改善薬
カンテン	便秘〔90〕	膨張性下剤
〈キ〉		
キサラタン	緑内障〔173〕	点眼用プロスタグランジン薬
キネダック	糖尿病〔104〕	アルドース還元酵素阻害薬
キプレス	気管支喘息・COPD（慢性閉塞性肺疾患）〔72〕	ロイコトリエン受容体拮抗薬
キュバール	気管支喘息・COPD（慢性閉塞性肺疾患）〔70〕	ステロイド薬（内服・吸入）
キョウニン水	かぜ症候群〔68〕、気管支喘息・COPD（慢性閉塞性肺疾患）〔73〕、肺炎〔79〕	去痰薬
キョウベリン	下痢〔94〕	止痢薬
強力ポステリザン	痔疾〔98〕	肉芽形成促進作用薬
〈ク〉		
クエストラン	脂質異常症〔107〕	陰イオン交換樹脂
グラクティブ	糖尿病〔104〕	DDP-Ⅳ阻害薬
グラケー	骨粗しょう症〔138〕	ビタミンK2製剤

製品名	適応症	薬品分類
クラバモックス	肺炎〔76〕、尿路感染症〔156〕	ペニシリン系抗菌薬
クラビット	かぜ症候群〔69〕、肺炎〔77〕、尿路感染症〔157〕	ニューキノロン系抗菌薬
クラビット	白内障〔170〕	点眼用抗菌薬
グラマリール	脳血管障害（脳卒中）〔62〕	ドパミン系薬
クラリシッド	肺炎〔77〕	マクロライド系抗菌薬
クラリス	かぜ症候群〔69〕、肺炎〔77〕	抗菌薬
クリアナール	かぜ症候群〔68〕、気管支喘息・COPD（慢性閉塞性肺疾患）〔73〕、肺炎〔78〕	去痰薬
グリコラン	糖尿病〔102〕	ビグアナイド系薬剤（BG薬）
グリセリン浣腸	便秘〔92〕	浣腸剤
グレースビット	肺炎〔77〕、尿路感染症〔157〕	ニューキノロン系抗菌薬
クレストール	脂質異常症〔106〕	HMG-CoA還元酵素阻害薬
グロンサン	慢性肝炎〔86〕	肝機能改善薬
グリチロン	慢性肝炎〔86〕	肝機能改善薬
クリノリル	変形性膝関節症〔143〕	非ステロイド性抗炎症薬（NSAIDs）
グリミクロン	糖尿病〔101〕	スルホニル尿素薬（SU薬）
グルコバイ	糖尿病〔102〕	α-グルコシダーゼ阻害薬
グルファスト	糖尿病〔101〕	グリニド系薬剤
グルベス	糖尿病〔101〕	グリニド系薬剤

〈ケ〉

製品名	適応症	薬品分類
ケアロードLA	閉塞性動脈硬化症〔58〕、脳血管障害（脳卒中）〔61〕	抗血小板薬
ケイキサレート	腎不全〔149〕	高カリウム血症治療薬
ケタス	脳血管障害（脳卒中）〔61〕	脳循環・代謝改善薬
ケナログ	歯周病・口内炎〔178〕	口内炎治療薬
ケフラール	肺炎〔76〕、尿路感染症〔157〕	セフェム系抗菌薬
ケフレックス	肺炎〔76〕、尿路感染症〔156〕	セフェム系抗菌薬
ケルナック	胃・十二指腸潰瘍〔82〕	粘液産生促進薬
ケルロング	高血圧〔42〕、狭心症・心筋梗塞（虚血性心疾患）〔46〕	β遮断薬

〈コ〉

製品名	適応症	薬品分類
コスパノン	慢性肝炎〔87〕	催胆・排胆薬
コソプト	緑内障〔175〕	合剤
コディオ	高血圧〔43〕	合剤（利尿薬+ARB）

製品名	適応症	薬品分類
コデインリン酸塩（リン酸コデイン）	かぜ症候群〔67〕、肺炎〔78〕	鎮咳薬
コナン	高血圧〔40〕、心不全〔54〕	ACE阻害薬（アンジオテンシン変換酵素阻害薬）
コニール	高血圧〔39〕、狭心症・心筋梗塞（虚血性心疾患）〔46〕	カルシウム拮抗薬（Ca拮抗薬）
コバシル	高血圧〔40〕、心不全〔53〕、腎不全〔146〕	ACE阻害薬（アンジオテンシン変換酵素阻害薬）
コペガス	慢性肝炎〔85〕	抗肝炎ウイルス薬
コムタン	パーキンソン病〔133〕	末梢カテコール-O-メチル転移酵素阻害薬
コメリアン	狭心症・心筋梗塞（虚血性心疾患）〔48〕	その他の冠血管拡張薬
コリオパン	胃・十二指腸潰瘍〔84〕	抗コリン薬
コリマイC	白内障〔170〕	点眼用抗菌薬
コリンホール	パーキンソン病〔133〕	抗コリン薬
コルヒチン	痛風・高尿酸血症〔110〕	痛風治療薬
コルフィリン	気管支喘息・COPD（慢性閉塞性肺疾患）〔73〕	キサンチン誘導体
コレキサミン	脂質異常症〔107〕	ニコチン酸系薬剤
コレバイン	脂質異常症〔107〕	陰イオン交換樹脂
コロネル	下痢〔95〕	過敏性腸症候群治療薬
コンサータ	うつ病〔126〕	精神刺激薬
コンスタン	不眠症（睡眠障害）〔129〕	抗不安薬
〈サ〉		
サーカネッテン	痔疾〔97〕	抗炎症作用薬
サアミオン	脳血管障害（脳卒中）〔61〕	脳循環・代謝改善薬
サイトテック	胃・十二指腸潰瘍〔82、83〕	粘液産生促進薬、消化管運動機能改善薬
サイレース	不眠症（睡眠障害）〔128〕	ベンゾジアゼピン系睡眠薬
ザイロリック	痛風・高尿酸血症〔111〕	尿酸生成抑制薬
ザジテン	疥癬〔166〕	抗アレルギー薬
サプレスタ	高血圧〔39〕	カルシウム拮抗薬（Ca拮抗薬）
サマセフ	肺炎〔76〕、尿路感染症〔156〕	セフェム系抗菌薬
サモールN	胃・十二指腸潰瘍〔81〕	制酸薬
ザラカム	緑内障〔175〕	合剤
サラゾピリン	下痢〔95〕	炎症性腸疾患薬

製品名	適応症	薬品分類
サルコート	歯周病・口内炎 [178]	口内炎治療薬
サルタノール	気管支喘息・COPD（慢性閉塞性肺疾患）[72]	β刺激薬
サロベール	痛風・高尿酸血症 [111]	尿酸生成抑制薬
ザロンチン	てんかん [65]	主に欠神発作に用いる薬剤
サワシリン	肺炎 [76]、尿路感染症 [156]	ペニシリン系抗菌薬
酸化マグネシウム	便秘 [89]	塩類下剤
ザンタック	胃・十二指腸潰瘍 [81]	H2受容体拮抗薬（H2ブロッカー）
サンドノーム	高血圧 [42]	β遮断薬
サンピロ	緑内障 [174]	点眼用副交感神経刺激薬
サンリズム	不整脈 [50]	ナトリウムチャネル遮断薬（Vaughan Williams Ic群）

〈シ〉

製品名	適応症	薬品分類
ジウテレン	むくみ（浮腫）[118]	カリウム保持性利尿薬
ジェイゾロフト	うつ病 [123]	選択的セロトニン再取り込み阻害薬（SSRI）
ジェニナック	かぜ症候群 [69]、肺炎 [77]、尿路感染症 [157]	ニューキノロン系抗菌薬
シグマート	狭心症・心筋梗塞（虚血性心疾患）[47]	カリウムチャネル開口薬
ジクロード	白内障 [170]	点眼用非ステロイド性抗炎症薬
ジゴキシン「AFP」	心不全 [53]	ジギタリス製剤
ジゴキシンKY	心不全 [53]	ジギタリス製剤
ジゴシン	心不全 [53]	ジギタリス製剤
次硝酸ビスマス	下痢 [94]	止痢薬
ジスロマック	かぜ症候群 [69]、肺炎 [77]	抗菌薬
ジソペイン	変形性膝関節症 [143]	非ステロイド性抗炎症薬（NSAIDs）
シナロング	高血圧 [39]	カルシウム拮抗薬（Ca拮抗薬）
ジプレキサ	認知症 [121]	非定型抗精神病薬
シプロキサン	肺炎 [78]、尿路感染症 [157]	ニューキノロン系抗菌薬
ジベトス	糖尿病 [102]	ビグアナイド系薬剤（BG薬）
シベノール	不整脈 [49]	ナトリウムチャネル遮断薬（Vaughan Williams Ia群）

1 序　医薬品の製品名一覧

製品名	適応症	薬品分類
シムビコート	気管支喘息・COPD（慢性閉塞性肺疾患）〔71〕	合剤（吸入ステロイド剤＋LABA 吸入）
ジメリン	糖尿病〔101〕	スルホニル尿素薬（SU薬）
ジャヌビア	糖尿病〔104〕	DDP-Ⅳ阻害薬
シュアポスト	糖尿病〔101〕	グリニド系薬剤
重曹	腎不全〔149〕	アシドーシス治療薬
ジュリナ	骨粗しょう症〔138〕	エストロゲン製剤
ジョサマイシン	肺炎〔77〕	マクロライド系抗菌薬
ジルテック	かぜ症候群〔68〕	抗ヒスタミン薬
シングレア	気管支喘息・COPD（慢性閉塞性肺疾患）〔72〕	ロイコトリエン受容体拮抗薬
人工カルルス塩	便秘〔89〕	塩類下剤
シンビット	不整脈〔51〕	カリウムチャネル遮断薬
シンメトレル	脳血管障害（脳卒中）〔62〕、パーキンソン病〔134〕	ドパミン放出促進薬
シンラック	便秘〔91〕	大腸刺激性下剤
シンレスタール	脂質異常症〔108〕	プロブコール製剤
〈ス〉		
スイニー	糖尿病〔104〕	DDP-Ⅳ阻害薬
スオード	肺炎〔78〕、尿路感染症〔157〕	ニューキノロン系抗菌薬
スターシス	糖尿病〔101〕	グリニド系薬剤
ステーブラ	頻尿（過活動膀胱）〔153〕	抗コリン薬
ストガー	胃・十二指腸潰瘍〔81〕	H2受容体拮抗薬（H2ブロッカー）
ストメリンD	気管支喘息・COPD（慢性閉塞性肺疾患）〔72〕	β刺激薬
ストロメクトール	疥癬〔166〕	抗線虫薬
スナイリン	便秘〔91〕	大腸刺激性下剤
スパラ	肺炎〔78〕、尿路感染症〔157〕	ニューキノロン系抗菌薬
スピリーバ	気管支喘息・COPD（慢性閉塞性肺疾患）〔71〕	抗コリン薬（吸入）
スピロペント	気管支喘息・COPD（慢性閉塞性肺疾患）〔72〕、頻尿（過活動膀胱）〔154〕	β刺激薬、腹圧性尿失禁治療薬
スプレンジール	高血圧〔39〕	カルシウム拮抗薬（Ca拮抗薬）
スプロール	歯周病・口内炎〔178〕	トローチ薬

製品名	適応症	薬品分類
スペリア	かぜ症候群〔68〕、気管支喘息・COPD（慢性閉塞性肺疾患）〔73〕、肺炎〔78〕	去痰薬
スルガム	変形性膝関節症〔143〕	非ステロイド性抗炎症薬（NSAIDs）
スルモンチール	うつ病〔124〕	三環系抗うつ薬
スロービッド	気管支喘息・COPD（慢性閉塞性肺疾患）〔73〕	キサンチン誘導体

〈セ〉

製品名	適応症	薬品分類
セアプロン	肺炎〔76〕、尿路感染症〔156〕	セフェム系抗菌薬
セイブル	糖尿病〔102〕	α-グルコシダーゼ阻害薬
ゼオチン	かぜ症候群〔68〕、気管支喘息・COPD（慢性閉塞性肺疾患）〔73〕、肺炎〔78〕	去痰薬
セキコデ	かぜ症候群〔67〕、肺炎〔78〕	鎮咳薬
セクトラール	高血圧〔42〕、狭心症・心筋梗塞（虚血性心疾患）〔46〕、不整脈〔51〕	β遮断薬
セスデン	胃・十二指腸潰瘍〔84〕	抗コリン薬
ゼストリル	高血圧〔40〕、心不全〔53〕	ACE阻害薬（アンジオテンシン変換酵素阻害薬）
ゼスラン	かぜ症候群〔68〕	抗ヒスタミン薬
セタプリル	高血圧〔40〕、心不全〔53〕	ACE阻害薬（アンジオテンシン変換酵素阻害薬）
ゼチーア	脂質異常症〔107〕	小腸コレステロールトランスポーター阻害薬
セチロ	便秘〔91〕	大腸刺激性下剤
セネガ	かぜ症候群〔68〕、気管支喘息・COPD（慢性閉塞性肺疾患）〔73〕、肺炎〔79〕	去痰薬
セパミット	高血圧〔39〕、狭心症・心筋梗塞（虚血性心疾患）〔46〕	カルシウム拮抗薬（Ca拮抗薬）
ゼフィックス	慢性肝炎〔85〕	抗肝炎ウイルス薬
セフスパン	肺炎〔76〕、尿路感染症〔157〕	セフェム系抗菌薬
セフゾン	肺炎〔76〕、尿路感染症〔156〕	セフェム系抗菌薬
セフテム	肺炎〔76〕、尿路感染症〔157〕	セフェム系抗菌薬
セララ	高血圧〔43〕	アルドステロン拮抗薬
セルシン	不眠症（睡眠障害）〔129〕	抗不安薬
セルタッチ	変形性膝関節症〔144〕	非ステロイド性抗炎症薬（外用薬）
セルテクト	かぜ症候群〔68〕、疥癬〔166〕	抗ヒスタミン薬、抗アレルギー薬
セルニルトン	排尿障害（前立腺肥大）〔151〕	植物エキス製剤

製品名	適応症	薬品分類
セルベックス	胃・十二指腸潰瘍〔82〕	粘液産生促進薬
セレカル	高血圧〔42〕、狭心症・心筋梗塞（虚血性心疾患）〔46〕	β遮断薬
セレキノン	胃・十二指腸潰瘍〔83〕	消化管運動機能改善薬
セレクトール	狭心症・心筋梗塞（虚血性心疾患）〔46〕、不整脈〔50〕	β遮断薬
セレコックス	関節リウマチ〔140〕、変形性膝関節症〔143〕	非ステロイド性抗炎症薬（NSAIDs）
セレベント	気管支喘息・COPD（慢性閉塞性肺疾患）〔72〕	β刺激薬
セロクエル	認知症〔121〕	非定型抗精神病薬
セロクラール	脳血管障害（脳卒中）〔61〕	脳循環・代謝改善薬
セロケン	高血圧〔42〕、狭心症・心筋梗塞（虚血性心疾患）〔46〕、不整脈〔50〕、心不全〔56〕	β遮断薬
セロシオン	慢性肝炎〔87〕	肝免疫賦活薬
センセファリン	肺炎〔76〕、尿路感染症〔156〕	セフェム系抗菌薬
センナ	便秘〔91〕	大腸刺激性下剤
センノサイド	便秘〔91〕	大腸刺激性下剤

〈ソ〉

製品名	適応症	薬品分類
ソタコール	不整脈〔51〕	カリウムチャネル遮断薬
ソニアス	糖尿病〔103〕	合剤（糖尿病治療薬）
ゾビラックス	帯状疱疹〔160〕	ヘルペスウイルス治療薬
ソメリン	不眠症（睡眠障害）〔128〕	ベンゾジアゼピン系睡眠薬
ソランタール	帯状疱疹〔161〕	非ステロイド性抗炎症薬（NSAIDs）
ソルシリン	肺炎〔76〕、尿路感染症〔156〕	ペニシリン系抗菌薬
ソルミラン	狭心症・心筋梗塞（虚血性心疾患）〔47〕、閉塞性動脈硬化症〔58〕、脳血管障害（脳卒中）〔61〕、脂質異常症〔109〕	抗血小板薬、多価不飽和脂肪酸
ソレトン	関節リウマチ〔140〕、変形性膝関節症〔143〕	非ステロイド性抗炎症薬（NSAIDs）
ソロン	胃・十二指腸潰瘍〔83〕	胃粘膜保護薬

〈タ〉

製品名	適応症	薬品分類
ダイアート	高血圧〔41〕、心不全〔55〕、むくみ（浮腫）〔118〕、腎不全〔147〕	利尿薬（ループ系）
ダイアップ	てんかん〔64〕	主に発作の予防などに用いる薬剤

医薬品の製品名一覧

製品名	適応症	薬品分類
ダイアモックス	むくみ（浮腫）〔119〕	炭酸脱水酵素抑制薬
ダイオウ	便秘〔91〕	大腸刺激性下剤
ダイクロトライド	高血圧〔41〕、心不全〔55〕、むくみ（浮腫）〔117〕	利尿薬（サイアザイド系）
ダイドロネル	骨粗しょう症〔137〕	ビスホスホネート製剤
ダイフェン	尿路感染症〔158〕	ST合剤
タウリン	慢性肝炎〔86〕	肝機能改善薬
ダオニール	糖尿病〔101〕	スルホニル尿素薬（SU薬）
タカベンス	痔疾〔97〕	循環改善作用薬
タガメット	胃・十二指腸潰瘍〔81〕	H2受容体拮抗薬（H2ブロッカー）
ダクチル	胃・十二指腸潰瘍〔84〕	抗コリン薬
タケプロン	胃・十二指腸潰瘍〔80〕	プロトンポンプ阻害薬
タスモリン	パーキンソン病〔133〕	抗コリン薬
タチオン	慢性肝炎〔86〕	肝機能改善薬
タチオン	白内障〔169〕	点眼用白内障治療薬
タナドーパ	心不全〔54〕	強心薬
タナトリル	高血圧〔40〕、心不全〔53〕、腎不全〔146〕	ACE阻害薬（アンジオテンシン変換酵素阻害薬）
タプロス	緑内障〔173〕	点眼用プロスタグランジン薬
タベジール	かぜ症候群〔68〕	抗ヒスタミン薬
タミフル	インフルエンザ〔74〕	抗インフルエンザウイルス薬
タリビッド	肺炎〔77〕、尿路感染症〔157〕	ニューキノロン系抗菌薬
タリビッド	白内障〔170〕	点眼用抗菌薬
ダルメート	不眠症（睡眠障害）〔128〕	ベンゾジアゼピン系睡眠薬
炭カル	胃・十二指腸潰瘍〔81〕	制酸薬
炭酸水素ナトリウム	胃・十二指腸潰瘍〔81〕、腎不全〔149〕	制酸薬、アシドーシス治療薬
タンナルビン	下痢〔94〕	止痢薬
タンニン酸アルブミン	下痢〔94〕	止痢薬
タンボコール	不整脈〔50〕	ナトリウムチャネル遮断薬（Vaughan Williams Ic群）

〈チ〉

製品名	適応症	薬品分類
チアトン	胃・十二指腸潰瘍〔84〕	抗コリン薬
チウラジール	甲状腺疾患〔116〕	抗甲状腺薬

製品名	適応症	薬品分類
チオラ	慢性肝炎〔86〕	肝機能改善薬
チオラ	白内障〔170〕	経口白内障治療薬
チスタニン	かぜ症候群〔68〕、気管支喘息・COPD（慢性閉塞性肺疾患）〔73〕、肺炎〔78〕	去痰薬
チバセン	高血圧〔40〕、心不全〔54〕	ACE阻害薬（アンジオテンシン変換酵素阻害薬）
チモプトール	緑内障〔172〕	点眼用交感神経遮断薬
チャルドール	便秘〔91〕	大腸刺激性下剤
チラージン	甲状腺疾患〔115〕	甲状腺ホルモン薬
チラージンS	甲状腺疾患〔115〕	甲状腺ホルモン薬
チルミメール	不整脈〔50〕	ナトリウムチャネル遮断薬（Vaughan Williams Ib群）
チロナミン	甲状腺疾患〔115〕	甲状腺ホルモン薬
沈降炭酸カルシウム	胃・十二指腸潰瘍〔81〕	制酸薬
〈ツ〉		
つくしA・M散	胃・十二指腸潰瘍〔83〕	健胃薬
〈テ〉		
ディオバン	高血圧〔40〕、心不全〔55〕、腎不全〔147〕	ARB（アンジオテンシンⅡ受容体拮抗薬）
テオコリン	気管支喘息・COPD（慢性閉塞性肺疾患）〔73〕	キサンチン誘導体
テオドール	気管支喘息・COPD（慢性閉塞性肺疾患）〔73〕	キサンチン誘導体
テオドリップ	気管支喘息・COPD（慢性閉塞性肺疾患）〔73〕	キサンチン誘導体
テオロング	気管支喘息・COPD（慢性閉塞性肺疾患）〔73〕	キサンチン誘導体
デカドロン	気管支喘息・COPD（慢性閉塞性肺疾患）〔71〕、関節リウマチ〔141〕	ステロイド薬（内服・吸入）
デキサルチン	歯周病・口内炎〔178〕	口内炎治療薬
テグレトール	てんかん〔64〕、うつ病〔126〕	主に発作の予防などに用いる薬剤、気分安定薬（抗躁薬）
テシプール	うつ病〔125〕	四環系抗うつ薬
デジレル	うつ病〔126〕	トリアゾロピリジン系
デスパ	歯周病・口内炎〔178〕	口内炎治療薬
デタントール	高血圧〔42〕	α遮断薬
デタントール	緑内障〔172〕	点眼用交感神経遮断薬

製品名	適応症	薬品分類
テトラサイクリン塩酸塩パスタ	歯周病・口内炎〔178〕	口内炎治療薬
テトラミド	うつ病〔125〕	四環系抗うつ薬
デトルシトール	頻尿（過活動膀胱）〔153〕	抗コリン薬
テネリア	糖尿病〔104〕	DDP-Ⅳ阻害薬
テノーミン	高血圧〔42〕、狭心症・心筋梗塞（虚血性心疾患）〔46〕、不整脈〔50〕	β遮断薬
デパケン	てんかん〔64〕、うつ病〔126〕	主に発作の予防などに用いる薬剤、気分安定薬（抗躁薬）
デパス	不眠症（睡眠障害）〔130〕	抗不安薬
デプロメール	うつ病〔123〕	選択的セロトニン再取り込み阻害薬（SSRI）
デュオトラバ	緑内障〔175〕	合剤
テルシガン	気管支喘息・COPD（慢性閉塞性肺疾患）〔71〕	抗コリン薬（吸入）
テレミンソフト	便秘〔91〕	大腸刺激性下剤
デンターグル	歯周病・口内炎〔177〕	含漱薬（うがい薬）など
〈ト〉		
ドイル	肺炎〔76〕、尿路感染症〔156〕	ペニシリン系抗菌薬
ドグマチール	胃・十二指腸潰瘍〔83〕	胃粘膜保護薬
トクレス	かぜ症候群〔67〕、肺炎〔78〕	鎮咳薬
トコオール	脂質異常症〔108〕	植物ステロール
トスキサシン	肺炎〔78〕、尿路感染症〔157〕	ニューキノロン系抗菌薬
トスフロ	白内障〔170〕	点眼用抗菌薬
ドパール	パーキンソン病〔131〕	レボドパ製剤
ドパストン	パーキンソン病〔131〕	レボドパ製剤
ドパゾール	パーキンソン病〔131〕	レボドパ製剤
トピナ	てんかん〔64〕	主に発作の予防などに用いる薬剤
ドプス	パーキンソン病〔134〕	ノルエピネフリン作動性神経機能改善剤
トフラニール	うつ病〔124〕	三環系抗うつ薬
トミロン	肺炎〔76〕、尿路感染症〔157〕	セフェム系抗菌薬
ドミン	パーキンソン病〔132〕	ドパミン受容体刺激薬
トフール	不眠症（睡眠障害）〔128〕	ベンゾジアゼピン系睡眠薬
トライコア	脂質異常症〔106〕	フィブラート系薬剤
トラサコール	狭心症・心筋梗塞（虚血性心疾患）〔46〕	β遮断薬

製品名	適応症	薬品分類
トラゼンタ	糖尿病〔104〕	DDP-Ⅳ阻害薬
トラバタンズ	緑内障〔173〕	点眼用プロスタグランジン薬
トランコロン	下痢〔95〕	過敏性腸症候群治療薬
トランデート	高血圧〔42〕	β遮断薬
トリクロリール	不眠症（睡眠障害）〔128〕	非ベンゾジアゼピン系睡眠薬
トリテレン	高血圧〔41〕、心不全〔55〕、むくみ（浮腫）〔118〕	カリウム保持性利尿薬
トリノシン	脳血管障害（脳卒中）〔63〕	その他の脳循環・代謝改善薬（生理的活性物質）
トリプタノール	うつ病〔124〕	三環系抗うつ薬
トリモール	パーキンソン病〔133〕	抗コリン薬
トルソプト	緑内障〔173〕	点眼用炭酸脱水素酵素阻害薬
ドルナー	閉塞性動脈硬化症〔59〕、脳血管障害（脳卒中）〔61〕	末梢血管拡張薬、抗血小板薬
トレドミン	うつ病〔124〕	セロトニン・ノルアドレナリン再取り込み阻害薬（SNRI）
トレミン	パーキンソン病〔133〕	抗コリン薬
〈ナ〉		
ナイキサン	痛風・高尿酸血症〔112〕、変形性膝関節症〔143〕、帯状疱疹〔161〕	非ステロイド性抗炎症薬（NSAIDs）
ナウゼリン	胃・十二指腸潰瘍〔83〕	消化管運動機能改善薬
ナディック	高血圧〔42〕、狭心症・心筋梗塞（虚血性心疾患）〔46〕、不整脈〔50〕	β遮断薬
ナトリックス	高血圧〔41〕、心不全〔55〕、むくみ（浮腫）〔117〕、腎不全〔147〕	サイアザイド系利尿薬
ナパゲルン	変形性膝関節症〔144〕	非ステロイド性抗炎症薬（外用薬）
ナボールSR	変形性膝関節症〔143〕	非ステロイド性抗炎症薬（NSAIDs）
〈ニ〉		
ニコデール	高血圧〔39〕	カルシウム拮抗薬（Ca拮抗薬）
ニコランジル	狭心症・心筋梗塞（虚血性心疾患）〔48〕	その他の冠血管拡張薬
ニゾラール	白癬（水虫）〔164〕	抗真菌薬（外用薬）
ニトロール	狭心症・心筋梗塞（虚血性心疾患）〔45〕	硝酸薬
ニトログリセリン	狭心症・心筋梗塞（虚血性心疾患）〔45〕	硝酸薬
ニトロペン	狭心症・心筋梗塞（虚血性心疾患）〔45〕	硝酸薬

製品名	適応症	薬品分類
ニバジール	高血圧〔39〕	カルシウム拮抗薬（Ca拮抗薬）
ニフラン	痛風・高尿酸血症〔112〕、変形性膝関節症〔143〕	非ステロイド性抗炎症薬（NSAIDs）
ニフラン	白内障〔170〕	点眼用非ステロイド性抗炎症薬
ニプラノール	緑内障〔172〕	点眼用交感神経遮断薬
乳酸カルシウム	骨粗しょう症〔136〕	カルシウム製剤
ニュートライド	むくみ（浮腫）〔117〕	サイアザイド系利尿薬
ニューロタン	高血圧〔40〕、心不全〔55〕、腎不全〔147〕	ARB（アンジオテンシンⅡ受容体拮抗薬）

〈ネ〉

製品名	適応症	薬品分類
ネオアス	かぜ症候群〔67〕、肺炎〔78〕	鎮咳薬
ネオステリングリーンうがい液	歯周病・口内炎〔177〕	含漱薬（うがい薬）など
ネオドパストン	パーキンソン病〔131〕	レボドパ製剤
ネオドパゾール	パーキンソン病〔131〕	レボドパ製剤
ネオフィリン	気管支喘息・COPD（慢性閉塞性肺疾患）〔73〕	キサンチン誘導体
ネシーナ	糖尿病〔104〕	DDP-Ⅳ阻害薬
ネリプロクト	痔疾〔97〕	抗炎症作用薬
ネルボン	不眠症（睡眠障害）〔128〕	ベンゾジアゼピン系睡眠薬
ネンブタール	不眠症（睡眠障害）〔129〕	バルビツール酸系睡眠薬

〈ノ〉

製品名	適応症	薬品分類
ノイエル	胃・十二指腸潰瘍〔83〕	胃粘膜保護薬
ノイキノン	心不全〔56〕	その他の心不全治療薬
ノイロトロピン	帯状疱疹〔161〕	非ステロイド性抗炎症薬（NSAIDs）
濃厚ブロチンコデイン液	かぜ症候群〔67〕、肺炎〔78〕	鎮咳薬
ノスカピン	かぜ症候群〔67〕、肺炎〔78〕	鎮咳薬
ノズレン	歯周病・口内炎〔177〕	含漱薬（うがい薬）など
ノフロ	白内障〔170〕	点眼用抗菌薬
ノボラピッド	糖尿病〔100〕	インスリン製剤
ノボリン	糖尿病〔100〕	インスリン製剤
ノリトレン	うつ病〔124〕	三環系抗うつ薬
ノルバスク	高血圧〔39〕、狭心症・心筋梗塞（虚血性心疾患）〔46〕	カルシウム拮抗薬（Ca拮抗薬）

製品名	適応症	薬品分類
ノルペース	不整脈〔49〕	ナトリウムチャネル遮断薬（Vaughan Williams Ia群）
ノルモナール	高血圧〔41〕、心不全〔55〕	利尿薬
〈ハ〉		
パーキン	パーキンソン病〔133〕	抗コリン薬
パーセリン	排尿障害（前立腺肥大）〔151〕	黄体ホルモン製剤
パーロデル	パーキンソン病〔132〕	ドパミン受容体刺激薬
バイアスピリン	狭心症・心筋梗塞（虚血性心疾患）〔47〕、閉塞性動脈硬化症〔58〕、脳血管障害（脳卒中）〔61〕	抗血小板薬
ハイアラージン	白癬（水虫）〔164〕	抗真菌薬（外用薬）
バイカロン	高血圧〔41〕、心不全〔55〕	利尿薬
ハイグロトン	高血圧〔41〕、心不全〔55〕	利尿薬
バイシリン	肺炎〔76〕、尿路感染症〔156〕	ペニシリン系抗菌薬
ハイゼット	脂質異常症〔108〕	植物ステロール
ハイトラシン	高血圧〔42〕	α遮断薬
ハイパジール	高血圧〔42〕、狭心症・心筋梗塞（虚血性心疾患）〔46〕、心不全〔56〕	β遮断薬
ハイパジールコーワ	緑内障〔172〕	点眼用交感神経遮断薬
ハイペン	関節リウマチ〔140〕、変形性膝関節症〔143〕、帯状疱疹〔161〕	非ステロイド性抗炎症薬（NSAIDs）
バイミカード	高血圧〔39〕、狭心症・心筋梗塞（虚血性心疾患）〔46〕	カルシウム拮抗薬（Ca拮抗薬）
バイロテンシン	高血圧〔39〕、狭心症・心筋梗塞（虚血性心疾患）〔46〕	カルシウム拮抗薬（Ca拮抗薬）
パキシル	うつ病〔123〕	選択的セロトニン再取り込み阻害薬（SSRI）
バキソ	変形性膝関節症〔143〕	非ステロイド性抗炎症薬（NSAIDs）
バクシダール	肺炎〔77〕、尿路感染症〔157〕	ニューキノロン系抗菌薬
バクシダール	白内障〔170〕	点眼用抗菌薬
バクタ	尿路感染症〔158〕	ST合剤
バクトラミン	尿路感染症〔158〕	ST合剤
バスタレルF	狭心症・心筋梗塞（虚血性心疾患）〔48〕	その他の冠血管拡張薬
バストシリン	肺炎〔76〕、尿路感染症〔156〕	ペニシリン系抗菌薬
パセトシン	かぜ症候群〔69〕、肺炎〔76〕、尿路感染症〔156〕	ペニシリン系抗菌薬

製品名	適応症	薬品分類
バソメット	高血圧〔42〕	α遮断薬
バソレーター	狭心症・心筋梗塞（虚血性心疾患）〔45〕	硝酸薬
バップフォー	頻尿（過活動膀胱）〔153〕	抗コリン薬
バトラフェン	白癬（水虫）〔164〕	抗真菌薬（外用薬）
バナルジン	狭心症・心筋梗塞（虚血性心疾患）〔47〕、閉塞性動脈硬化症〔58〕、脳血管障害（脳卒中）〔61〕	抗血小板薬
バナン	肺炎〔76〕、尿路感染症〔157〕	セフェム系抗菌薬
バファリン	狭心症・心筋梗塞（虚血性心疾患）〔47〕、閉塞性動脈硬化症〔58〕、脳血管障害（脳卒中）〔61〕	抗血小板薬
バファリン配合錠A330	かぜ症候群〔67〕	解熱消炎鎮痛剤
バファリン配合錠A81	脳血管障害（脳卒中）〔61〕	抗血小板薬
バラクルード	慢性肝炎〔85〕	抗肝炎ウイルス薬
バラシリン	肺炎〔76〕、尿路感染症〔156〕	ペニシリン系抗菌薬
バラベール	白癬（水虫）〔164〕	抗真菌薬（外用薬）
パラミヂン	痛風・高尿酸血症〔111〕	尿酸排泄促進薬
パリエット	胃・十二指腸潰瘍〔80〕	プロトンポンプ阻害薬
バルコーゼ	便秘〔90〕	膨張性下剤
ハルシオン	不眠症（睡眠障害）〔128〕	ベンゾジアゼピン系睡眠薬
バルトレックス	帯状疱疹〔160〕	ヘルペスウイルス治療薬
ハルナールD	排尿障害（前立腺肥大）〔150〕	排尿障害治療薬（α遮断薬）
バルビタール	不眠症（睡眠障害）〔129〕	バルビツール酸系睡眠薬
パルミコート	気管支喘息・COPD（慢性閉塞性肺疾患）〔70〕	ステロイド薬（内服・吸入）
バレオン	肺炎〔77〕、尿路感染症〔157〕	ニューキノロン系抗菌薬
パロチン	白内障〔170〕	経口白内障治療薬
パンスポリン	肺炎〔76〕、尿路感染症〔157〕	セフェム系抗菌薬
〈ヒ〉		
ビ・シフロール	パーキンソン病〔132〕	ドパミン受容体刺激薬
ピアーレ	慢性肝炎〔87〕	肝硬変治療薬
ピーエイ	かぜ症候群〔66〕	総合感冒薬
ビーマス	便秘〔90〕	浸潤性下剤
ビオスミン	下痢〔94〕	整腸薬
ビオスリー	下痢〔94〕	整腸薬

序　医薬品の製品名一覧

製品名	適応症	薬品分類
ビオフェルミン	下痢〔94〕	整腸薬
ビオラクチス	下痢〔94〕	整腸薬
ビクシリン	肺炎〔76〕、尿路感染症〔156〕	ペニシリン系抗菌薬
ビクロックス	帯状疱疹〔160〕	ヘルペスウイルス治療薬
ビソルボン	かぜ症候群〔68〕、気管支喘息・COPD（慢性閉塞性肺疾患）〔73〕、肺炎〔78〕	去痰薬
ヒダントール	てんかん〔64〕	主に発作の予防などに用いる薬剤
ビノグラック	脂質異常症〔106〕	フィブラート系薬剤
ヒノポロン	歯周病・口内炎〔178〕	歯周病治療薬
ピバレフリン	緑内障〔175〕	点眼用散瞳剤
ビビアント	骨粗しょう症〔138〕	選択的エストロゲン受容体調節薬（SERM）
ビブラマイシン	肺炎〔77〕、尿路感染症〔157〕	テトラサイクリン系抗菌薬
ヒベルナ	かぜ症候群〔68〕	抗ヒスタミン薬
ヒポカ	高血圧〔39〕	カルシウム拮抗薬（Ca拮抗薬）
ヒマシ油	便秘〔91〕	小腸刺激性下剤
ピメノール	不整脈〔49〕	ナトリウムチャネル遮断薬（Vaughan Williams Ia群）
ヒューマカート	糖尿病〔100〕	インスリン製剤
ヒューマリン	糖尿病〔100〕	インスリン製剤
ヒューマログ	糖尿病〔100〕	インスリン製剤
ヒューマログミックス	糖尿病〔100〕	インスリン製剤
ピレンゼール	胃・十二指腸潰瘍〔81〕	ムスカリン受容体拮抗薬
〈フ〉		
ファスティック	糖尿病〔101〕	グリニド系薬剤
ファムビル	帯状疱疹〔160〕	ヘルペスウイルス治療薬
ファモチジン	胃・十二指腸潰瘍〔81〕	H2受容体拮抗薬（H2ブロッカー）
ファルネゾン	関節リウマチ〔141〕	ステロイド薬
フェノバール	てんかん〔64〕、不眠症（睡眠障害）〔129〕	主に発作の予防などに用いる薬剤、バルビツール酸系睡眠薬
フェブリク	痛風・高尿酸血症〔111〕	尿酸生成抑制薬
フェロベリン	下痢〔94〕	止痢薬
フォサマック	骨粗しょう症〔137〕	ビスホスフォネート製剤
フォスブロック	腎不全〔148〕	高リン血症治療薬

製品名	適応症	薬品分類
複合アレビアチン	てんかん〔64〕	主に発作の予防などに用いる薬剤
ブシラミン	関節リウマチ〔141〕	抗リウマチ薬（DMARDs）
フスコデ	かぜ症候群〔67〕、肺炎〔78〕	鎮咳薬
ブスコパン	胃・十二指腸潰瘍〔84〕	抗コリン薬
フスタゾール	かぜ症候群〔67〕、肺炎〔78〕	鎮咳薬
プラザキサ	脳血管障害（脳卒中）〔60〕	抗凝固薬
ブラダロン	頻尿（過活動膀胱）〔154〕	平滑筋弛緩薬
プラバスタチン	脂質異常症〔106〕	HMG-CoA還元酵素阻害薬
プラビックス	狭心症・心筋梗塞（虚血性心疾患）〔47〕、閉塞性動脈硬化症〔58〕、脳血管障害（脳卒中）〔61〕	抗血小板薬
フラベリック	かぜ症候群〔67〕、肺炎〔78〕	鎮咳薬
フランドル	狭心症・心筋梗塞（虚血性心疾患）〔45〕	硝酸薬
ブリカニール	気管支喘息・COPD（慢性閉塞性肺疾患）〔72〕	β刺激薬
フリバス	排尿障害（前立腺肥大）〔150〕	排尿障害治療薬（α遮断薬）
プリンペラン	胃・十二指腸潰瘍〔83〕	消化管運動機能改善薬
フルイトラン	高血圧〔41〕、心不全〔55〕、むくみ（浮腫）〔117〕、腎不全〔147〕	サイアザイド系利尿薬
フルカム	関節リウマチ〔140〕、変形性膝関節症〔143〕	非ステロイド性抗炎症薬（NSAIDs）
フルスタン	腎不全〔148〕	活性型ビタミンD3製剤
プルスマリンA	かぜ症候群〔68〕、気管支喘息・COPD（慢性閉塞性肺疾患）〔73〕、肺炎〔78〕	去痰薬
プルゼニド	便秘〔91〕	大腸刺激性下剤
フルタイド	気管支喘息・COPD（慢性閉塞性肺疾患）〔70〕	ステロイド薬（内服・吸入）
ブルフェン	関節リウマチ〔140〕、変形性膝関節症〔143〕	非ステロイド性抗炎症薬（NSAIDs）
フルマーク	肺炎〔77〕、尿路感染症〔157〕	ニューキノロン系抗菌薬
フルルバン	変形性膝関節症〔144〕	非ステロイド性抗炎症薬（外用薬）
プレタール	狭心症・心筋梗塞（虚血性心疾患）〔47〕、閉塞性動脈硬化症〔58〕、脳血管障害（脳卒中）〔61〕	抗血小板薬
プレディニン	関節リウマチ〔141〕	抗リウマチ薬（DMARDs）

1 序 医薬品の製品名一覧

製品名	適応症	薬品分類
プレドニゾロン	気管支喘息・COPD（慢性閉塞性肺疾患）〔71〕、関節リウマチ〔141〕	ステロイド薬（内服・吸入）
プレドニン	気管支喘息・COPD（慢性閉塞性肺疾患）〔70〕、関節リウマチ〔141〕	ステロイド薬（内服・吸入）
プレミネント	高血圧〔43〕	合剤（利尿薬+ARB）
プレラン	高血圧〔40〕、心不全〔54〕	ACE阻害薬（アンジオテンシン変換酵素阻害薬）
プロクトセディル	痔疾〔97〕	抗炎症作用薬
プログラフ	関節リウマチ〔141〕	抗リウマチ薬（DMARDs）
プロクリンL	高血圧〔42〕	β遮断薬
プロサイリン	閉塞性動脈硬化症〔59〕、脳血管障害（脳卒中）〔61〕	末梢血管拡張薬、抗血小板薬
プロスタール	排尿障害（前立腺肥大）〔151〕	黄体ホルモン製剤
フロセミド	高血圧〔41〕、心不全〔55〕、腎不全〔147〕	利尿薬
プロタノールS	心不全〔54〕	強心薬
プロチアデン	うつ病〔124〕	三環系抗うつ薬
プロチン	かぜ症候群〔68〕、気管支喘息・COPD（慢性閉塞性肺疾患）〔73〕、肺炎〔78〕	去痰薬
プロテカジン	胃・十二指腸潰瘍〔81〕	H2受容体拮抗薬（H2ブロッカー）
ブロナック	白内障〔170〕	点眼用非ステロイド性抗炎症薬
プロノン	不整脈〔50〕	ナトリウムチャネル遮断薬（Vaughan Williams Ic群）
プロパジール	甲状腺疾患〔116〕	抗甲状腺薬
プロバリン	不眠症（睡眠障害）〔128〕	非ベンゾジアゼピン系睡眠薬
プロプレス	高血圧〔40〕、心不全〔55〕、腎不全〔147〕	ARB（アンジオテンシンII受容体拮抗薬）
プロヘパール	慢性肝炎〔86〕	肝臓加水分解物製剤
フロベン	変形性膝関節症〔143〕	非ステロイド性抗炎症薬（NSAIDs）
プロマック	胃・十二指腸潰瘍〔82〕	粘膜抵抗増強薬
フロモックス	かぜ症候群〔69〕、肺炎〔76〕、尿路感染症〔156〕	セフェム系抗菌薬
プロラノン	白内障〔170〕	点眼用非ステロイド性抗炎症薬
フロリード	白癬（水虫）〔164〕	抗真菌薬（外用薬）
プロルモン	慢性肝炎〔86〕	肝機能改善薬
プロレナール	閉塞性動脈硬化症〔59〕	末梢血管拡張薬

製品名	適応症	薬品分類
ブロンコリン	気管支喘息・COPD（慢性閉塞性肺疾患）〔72〕	β刺激薬
〈ヘ〉		
ベイスン	糖尿病〔102〕	α-グルコシダーゼ阻害薬
ベータプレシン	高血圧〔42〕	β遮断薬
ペオン	変形性膝関節症〔143〕	非ステロイド性抗炎症薬（NSAIDs）
ベガモックス	白内障〔170〕	点眼用抗菌薬
ヘキストラスチノン	糖尿病〔101〕	スルホニル尿素薬（SU薬）
ペキロン	白癬（水虫）〔164〕	抗真菌薬（外用薬）
ペクタイト	かぜ症候群〔68〕、気管支喘息・COPD（慢性閉塞性肺疾患）〔73〕、肺炎〔78〕	去痰薬
ベサコリン	便秘〔92〕	自律神経系下剤
ベザトール	脂質異常症〔106〕	フィブラート系薬剤
ベザリップ	脂質異常症〔106〕	フィブラート系薬剤
ベシケア	頻尿（過活動膀胱）〔153〕	抗コリン薬
ベシリット	脂質異常症〔107〕	ニコチン酸系薬剤
ベストロン	白内障〔170〕	点眼用抗菌薬
ベタナミン	うつ病〔126〕	精神刺激薬
ベック	高血圧〔39〕	カルシウム拮抗薬（Ca拮抗薬）
ベトプティック	緑内障〔172〕	点眼用交感神経遮断薬
ベネシッド	痛風・高尿酸血症〔111〕	尿酸排泄促進薬
ベネット	骨粗しょう症〔137〕	ビスホスフォネート製剤
ベネトリン	気管支喘息・COPD（慢性閉塞性肺疾患）〔72〕	β刺激薬
ベネン	かぜ症候群〔68〕	抗ヒスタミン薬
ベノジール	不眠症（睡眠障害）〔128〕	ベンゾジアゼピン系睡眠薬
ベハイド	高血圧〔41〕、心不全〔55〕、むくみ（浮腫）〔117〕、腎不全〔147〕	サイアザイド系利尿薬
ヘプセラ	慢性肝炎〔85〕	抗肝炎ウイルス薬
ベプリコール	狭心症・心筋梗塞（虚血性心疾患）〔46〕、不整脈〔51〕	カルシウム拮抗薬（Ca拮抗薬）
ヘモクロン	痔疾〔97〕	循環改善作用薬
ヘモナーゼ	痔疾〔97〕	抗炎症作用薬
ヘモリンガル	痔疾〔97〕	抗炎症作用薬

製品名	適応症	薬品分類
ベラサスLA	閉塞性動脈硬化症〔58〕、脳血管障害（脳卒中）〔61〕	抗血小板薬
ペリアクチン	かぜ症候群〔68〕	抗ヒスタミン薬
ペリオクリン	歯周病・口内炎〔178〕	歯周病治療薬
ペリオフィール	歯周病・口内炎〔178〕	歯周病治療薬
ペルサンチン	狭心症・心筋梗塞（虚血性心疾患）〔48〕	その他の冠血管拡張薬
ペルジピン	高血圧〔39〕	カルシウム拮抗薬（Ca拮抗薬）
ヘルベッサー	高血圧〔39〕、狭心症・心筋梗塞（虚血性心疾患）〔46〕、不整脈〔51〕	カルシウム拮抗薬（Ca拮抗薬）
ペルマックス	パーキンソン病〔132〕	ドパミン受容体刺激薬
ヘルミチンS	痔疾〔98〕	局所収斂作用薬
ヘルラート	高血圧〔39〕、狭心症・心筋梗塞（虚血性心疾患）〔46〕	カルシウム拮抗薬（Ca拮抗薬）
ペレックス	かぜ症候群〔66〕	総合感冒薬
ベロテック	気管支喘息・COPD（慢性閉塞性肺疾患）〔72〕	β刺激薬
ペングッド	肺炎〔76〕、尿路感染症〔156〕	ペニシリン系抗菌薬
ベンザリン	不眠症（睡眠障害）〔128〕	ベンゾジアゼピン系睡眠薬
ペンタサ	下痢〔95〕	炎症性腸疾患薬
ペントナ	パーキンソン病〔133〕	抗コリン薬
ペンフィル	糖尿病〔100〕	インスリン製剤
〈ホ〉		
ホーネル	腎不全〔148〕	活性型ビタミンD3製剤
ホーリン	骨粗しょう症〔138〕	エストロゲン製剤
ホクナリン	気管支喘息・COPD（慢性閉塞性肺疾患）〔72〕	β刺激薬
ポステリザン	痔疾〔98〕	肉芽形成促進作用薬
ホスレノール	腎不全〔148〕	高リン血症治療薬
ボナロン	骨粗しょう症〔137〕	ビスホスフォネート製剤
ボノテオ	骨粗しょう症〔137〕	ビスホスフォネート製剤
ポラキス	頻尿（過活動膀胱）〔153〕	抗コリン薬
ボラギノールN	痔疾〔97〕	抗炎症作用薬
ボラザG	痔疾〔97〕	循環改善作用薬
ポララミン	かぜ症候群〔68〕	抗ヒスタミン薬
ポリフル	下痢〔95〕	過敏性腸症候群治療薬

製品名	適応症	薬品分類
ボルタレン	かぜ症候群〔67〕、痛風・高尿酸血症〔112〕、関節リウマチ〔140〕、変形性膝関節症〔143〕、帯状疱疹〔161〕	非ステロイド性抗炎症薬（NSAIDs）
ボルタレン	変形性膝関節症〔144〕	非ステロイド性抗炎症薬（外用薬）
ボルタレンSR	変形性膝関節症〔143〕	非ステロイド性抗炎症薬（NSAIDs）
ポルトラック	慢性肝炎〔87〕	肝硬変治療薬
ポンタール	かぜ症候群〔67〕、関節リウマチ〔140〕、帯状疱疹〔161〕	非ステロイド性抗炎症薬（NSAIDs）
〈マ〉		
マーズレンS	胃・十二指腸潰瘍〔82〕	粘膜抵抗増強薬、粘液産生促進薬
マーロックス	胃・十二指腸潰瘍〔81〕	制酸薬
マイコスポール	白癬（水虫）〔164〕	抗真菌薬（外用薬）
マイスリー	不眠症（睡眠障害）〔128〕	非ベンゾジアゼピン系睡眠薬
マグコロール	便秘〔89〕	塩類下剤
マグミット	便秘〔89〕	塩類下剤
マグラックス	便秘〔89〕	塩類下剤
マドパー	パーキンソン病〔131〕	レボドパ製剤
マルファ	胃・十二指腸潰瘍〔81〕	制酸薬
マロゲン	下痢〔95〕	過敏性腸症候群治療薬
〈ミ〉		
ミオカマイシン	肺炎〔77〕	マクロライド系抗菌薬
ミオコール	狭心症・心筋梗塞（虚血性心疾患）〔45〕	硝酸薬
ミカムロ	高血圧〔43〕	合剤（ARB+Ca拮抗薬）
ミカルディス	高血圧〔40〕、心不全〔55〕、腎不全〔147〕	ARB（アンジオテンシンⅡ受容体拮抗薬）
ミケラン	高血圧〔42〕、狭心症・心筋梗塞（虚血性心疾患）〔46〕、不整脈〔50〕	β遮断薬
ミケラン	緑内障〔172〕	点眼用交感神経遮断薬
ミコンビ	高血圧〔43〕	合剤（利尿薬+ARB）
ミナルフェン	変形性膝関節症〔143〕	非ステロイド性抗炎症薬（NSAIDs）
ミニプレス	高血圧〔42〕、排尿障害（前立腺肥大）〔150〕	α遮断薬
ミノアレ散	てんかん〔65〕	主に欠神発作に用いる薬剤

製品名	適応症	薬品分類
ミノマイシン	肺炎〔77〕、尿路感染症〔157〕	テトラサイクリン系抗菌薬
ミヤBM	下痢〔94〕	整腸薬
ミリダシン	変形性膝関節症〔143〕	非ステロイド性抗炎症薬（NSAIDs）
ミルマグ	便秘〔89〕	塩類下剤
ミロル	緑内障〔172〕	点眼用交感神経遮断薬
〈ム〉		
ムコサール	かぜ症候群〔68〕、気管支喘息・COPD（慢性閉塞性肺疾患）〔73〕、肺炎〔79〕	去痰薬
ムコスタ	胃・十二指腸潰瘍〔82〕	粘液産生促進薬
ムコソルバン	かぜ症候群〔68〕、気管支喘息・COPD（慢性閉塞性肺疾患）〔73〕、肺炎〔78〕	去痰薬
ムコダイン	かぜ症候群〔68〕、気管支喘息・COPD（慢性閉塞性肺疾患）〔73〕、肺炎〔78〕	去痰薬
ムコフィリン	かぜ症候群〔68〕、気管支喘息・COPD（慢性閉塞性肺疾患）〔73〕、肺炎〔78〕	去痰薬
ムノバール	高血圧〔39〕	カルシウム拮抗薬（Ca拮抗薬）
〈メ〉		
メイアクト	肺炎〔76〕、尿路感染症〔156〕	セフェム系抗菌薬
メイラックス	不眠症（睡眠障害）〔130〕	抗不安薬
メインテート	高血圧〔42〕、狭心症・心筋梗塞（虚血性心疾患）〔46〕、不整脈〔50〕、心不全〔56〕	β遮断薬
メガキサシン	肺炎〔78〕、尿路感染症〔157〕	ニューキノロン系抗菌薬
メキシチール	不整脈〔50〕	ナトリウムチャネル遮断薬（Vaughan Williams Ib群）
メジコン	かぜ症候群〔67〕、肺炎〔78〕	鎮咳薬
メタクト	糖尿病〔103〕	合剤（糖尿病治療薬）
メタルカプターゼ	関節リウマチ〔141〕	抗リウマチ薬（DMARDs）
メチエフ	気管支喘息・COPD（慢性閉塞性肺疾患）〔72〕	β刺激薬
メチコバール	帯状疱疹〔161〕	末梢性神経障害治療薬
メデット	糖尿病〔102〕	ビグアナイド系薬剤（BG薬）
メテバニール	かぜ症候群〔67〕、肺炎〔78〕	鎮咳薬
メデマイシン	肺炎〔77〕	マクロライド系抗菌薬
メトキシフェナミン塩酸塩	気管支喘息・COPD（慢性閉塞性肺疾患）〔72〕	β刺激薬

製品名	適応症	薬品分類
メトグルコ	糖尿病〔102〕	ビグアナイド系薬剤（BG薬）
メトトレキサート	関節リウマチ〔141〕	抗リウマチ薬（DMARDs）
メトレート	関節リウマチ〔141〕	抗リウマチ薬（DMARDs）
メドロール	気管支喘息・COPD（慢性閉塞性肺疾患）〔71〕	ステロイド薬（内服・吸入）
メナミン	変形性膝関節症〔143〕	非ステロイド性抗炎症薬（NSAIDs）
メナミンSR	関節リウマチ〔140〕	非ステロイド性抗炎症薬（NSAIDs）
メネシット	パーキンソン病〔131〕	レボドパ製剤
メバロチン	脂質異常症〔106〕	HMG-CoA還元酵素阻害薬
メプチン	気管支喘息・COPD（慢性閉塞性肺疾患）〔72〕	β刺激薬
メブロン	帯状疱疹〔161〕	非ステロイド性抗炎症薬（NSAIDs）
メマリー	認知症〔121〕	NMDA受容体拮抗薬
メリシン	肺炎〔76〕、尿路感染症〔156〕	ペニシリン系抗菌薬
メルカゾール	甲状腺疾患〔116〕	抗甲状腺薬
メルビン	糖尿病〔102〕	ビグアナイド系薬剤（BG薬）
〈モ〉		
モーバー	関節リウマチ〔141〕	抗リウマチ薬（DMARDs）
モービック	関節リウマチ〔140〕、変形性膝関節症〔143〕	非ステロイド性抗炎症薬（NSAIDs）
モーラス	変形性膝関節症〔144〕	非ステロイド性抗炎症薬（外用薬）
モディオダール	うつ病〔126〕	精神刺激薬
モニラック	慢性肝炎〔87〕、便秘〔90〕	糖類下剤,肝硬変治療薬
モノフィリン	気管支喘息・COPD（慢性閉塞性肺疾患）〔73〕	キサンチン誘導体
〈ユ〉		
ユーロジン	不眠症（睡眠障害）〔128〕	ベンゾジアゼピン系睡眠薬
ユナシン	肺炎〔76〕、尿路感染症〔156〕	ペニシリン系抗菌薬
ユニコン	気管支喘息・COPD（慢性閉塞性肺疾患）〔73〕	キサンチン誘導体
ユニシア	高血圧〔43〕	合剤（ARB+Ca拮抗薬）
ユニフィルLA	気管支喘息・COPD（慢性閉塞性肺疾患）〔73〕	キサンチン誘導体

製品名	適応症	薬品分類
ユベラN	脂質異常症〔107〕	ニコチン酸系薬剤
ユリーフ	排尿障害（前立腺肥大）〔150〕	排尿障害治療薬（α遮断薬）
ユリノーム	痛風・高尿酸血症〔111〕	尿酸排泄促進薬
〈ヨ〉		
ヨウレチン	甲状腺疾患〔116〕	ヨウ素
ヨウ化カリウム	甲状腺疾患〔116〕	ヨウ素
ヨウ化ナトリウム	甲状腺疾患〔116〕	ヨウ素
ヨーデルS	便秘〔91〕	大腸刺激性下剤
〈ラ〉		
ラキソベロン	便秘〔91〕	大腸刺激性下剤
ラクツロース	慢性肝炎〔87〕	肝硬変治療薬
ラシックス	高血圧〔41〕、心不全〔55〕、むくみ（浮腫）〔118〕、腎不全〔147〕	ループ系利尿薬
ラジレス	高血圧〔44〕	レニン阻害薬
ラックビー	下痢〔94〕	整腸薬
ラニラピッド	心不全〔53〕	ジギタリス製剤
ラボナ	不眠症（睡眠障害）〔129〕	バルビツール酸系睡眠薬
ラミクタール	てんかん〔64〕	主に発作の予防などに用いる薬剤
ラミシール	白癬（水虫）〔163〕	抗真菌薬（内服薬）
ラミシール	白癬（水虫）〔164〕	抗真菌薬（外用薬）
ラリキシン	肺炎〔76〕、尿路感染症〔156〕	セフェム系抗菌薬
ランサップ	胃・十二指腸潰瘍〔84〕	ヘリコバクター・ピロリ除菌薬
ランソプラゾール	胃・十二指腸潰瘍〔80〕	プロトンポンプ阻害薬
ランタス	糖尿病〔100〕	インスリン製剤
ランツジール	変形性膝関節症〔143〕	非ステロイド性抗炎症薬（NSAIDs）
ランデル	高血圧〔39〕、狭心症・心筋梗塞（虚血性心疾患）〔46〕	カルシウム拮抗薬（Ca拮抗薬）
ランピオン	胃・十二指腸潰瘍〔84〕	ヘリコバクター・ピロリ除菌薬
〈リ〉		
リーゼ	不眠症（睡眠障害）〔130〕	抗不安薬
リーバクト	慢性肝炎〔87〕	肝硬変治療薬
リーマス	うつ病〔126〕	気分安定薬（抗躁薬）

製品名	適応症	薬品分類
リウマトレックス	関節リウマチ〔141〕	抗リウマチ薬(DMARDs)
リカマイシン	肺炎〔77〕	マクロライド系抗菌薬
リスパダール	認知症〔121〕	非定型抗精神病薬
リスミー	不眠症(睡眠障害)〔128〕	ベンゾジアゼピン系睡眠薬
リスモダン	不整脈〔49〕	ナトリウムチャネル遮断薬(Vaughan Williams Ia群)
リズモン	緑内障〔172〕	点眼用交感神経遮断薬
リタリン	うつ病〔126〕	精神刺激薬
リドーラ	関節リウマチ〔141〕	抗リウマチ薬(DMARDs)
リバオール	慢性肝炎〔86〕	肝機能改善薬
リバスタッチ	認知症〔120〕	コリンエステラーゼ阻害薬
リバロ	脂質異常症〔106〕	HMG-CoA還元酵素阻害薬
リピディル	脂質異常症〔106〕	フィブラート系薬剤
リピトール	脂質異常症〔106〕	HMG-CoA還元酵素阻害薬
リフレックス	うつ病〔125〕	ノルアドレナリン・セロトニン作動性抗うつ薬(NaSSA)
リボール	痛風・高尿酸血症〔111〕	尿酸生成抑制薬
リポクリン	脂質異常症〔106〕	フィブラート系薬剤
リボトリール	てんかん〔64〕	主に発作の予防などに用いる薬剤
リポバス	脂質異常症〔106〕	HMG-CoA還元酵素阻害薬
リマチル	関節リウマチ〔141〕	抗リウマチ薬(DMARDs)
硫酸キニジン	不整脈〔49〕	ナトリウムチャネル遮断薬(Vaughan Williams Ia群)
硫酸マグネシウム	便秘〔89〕	塩類下剤
リリカ	帯状疱疹〔161〕	神経障害性疼痛治療薬
リレンザ	インフルエンザ〔74〕	抗インフルエンザウイルス薬
リンデロン	気管支喘息・COPD(慢性閉塞性肺疾患)〔71〕、関節リウマチ〔141〕	ステロイド薬(内服・吸入)
リン酸水素カルシウム	骨粗しょう症〔136〕	カルシウム製剤
〈ル〉		
ルーラン	認知症〔121〕	非定型抗精神病薬
ルジオミール	うつ病〔125〕	四環系抗うつ薬
ルネトロン	むくみ(浮腫)〔118〕、腎不全〔147〕	ループ系利尿薬

製品名	適応症	薬品分類
ルピアール	不眠症(睡眠障害)〔129〕	バルビツール酸系睡眠薬
ルプラック	高血圧〔41〕、心不全〔55〕、むくみ(浮腫)〔118〕、腎不全〔147〕	ループ系利尿薬
ルボックス	うつ病〔123〕	選択的セロトニン再取り込み阻害薬(SSRI)
ルリコン	白癬(水虫)〔164〕	抗真菌薬(外用薬)
ルリッド	肺炎〔77〕	マクロライド系抗菌薬
〈レ〉		
レキップ	パーキンソン病〔132〕	ドパミン受容体刺激薬
レクサプロ	うつ病〔123〕	選択的セロトニン再取り込み阻害薬(SSRI)
レグチン	狭心症・心筋梗塞(虚血性心疾患)〔46〕	β遮断薬
レザルタス	高血圧〔43〕	合剤(ARB+Ca拮抗薬)
レシカルボン	便秘〔91〕	直腸刺激性下剤
レスキュラ	緑内障〔173〕	点眼用プロスタグランジン薬
レスタミン	かぜ症候群〔68〕	抗ヒスタミン薬
レスプレン	かぜ症候群〔67〕、肺炎〔78〕	鎮咳薬
レスリン	うつ病〔126〕	トリアゾロピリジン系
レダマイシン	肺炎〔77〕、尿路感染症〔157〕	テトラサイクリン系抗菌薬
レナジェル	腎不全〔148〕	高リン血症治療薬
レナルチン	慢性肝炎〔86〕	肝臓加水分解物製剤
レニベース	高血圧〔40〕、心不全〔53〕、腎不全〔146〕	ACE阻害薬(アンジオテンシン変換酵素阻害薬)
レベトール	慢性肝炎〔85〕	抗肝炎ウイルス薬
レベニン	下痢〔94〕	整腸薬
レベミル	糖尿病〔100〕	インスリン製剤
レミニール	認知症〔120〕	コリンエステラーゼ阻害薬
レメロン	うつ病〔125〕	ノルアドレナリン・セロトニン作動性抗うつ薬(NaSSA)
レリフェン	変形性膝関節症〔143〕	非ステロイド性抗炎症薬(NSAIDs)
レンドルミン	不眠症(睡眠障害)〔128〕	ベンゾジアゼピン系睡眠薬
〈ロ〉		
ローガン	高血圧〔42〕	β遮断薬
ローコール	脂質異常症〔106〕	HMG-CoA還元酵素阻害薬
ロカルトロール	骨粗しょう症〔137〕、腎不全〔148〕	活性型ビタミンD3製剤

製品名	適応症	薬品分類
ロキソニン	かぜ症候群〔67〕、関節リウマチ〔140〕、変形性膝関節症〔143〕、帯状疱疹〔161〕	非ステロイド性抗炎症薬（NSAIDs）
ロキソニン	変形性膝関節症〔144〕	非ステロイド性抗炎症薬（外用薬）
ロコルナール	狭心症・心筋梗塞（虚血性心疾患）〔48〕	その他の冠血管拡張薬
ロゼレム	不眠症（睡眠障害）〔129〕	メラトニン受容体刺激薬
ロトリガ	脂質異常症〔109〕	多価不飽和脂肪酸
ロナセン	認知症〔121〕	非定型抗精神病薬
ロヒプノール	不眠症（睡眠障害）〔128〕	ベンゾジアゼピン系睡眠薬
ロプレソール	高血圧〔42〕、狭心症・心筋梗塞（虚血性心疾患）〔46〕、不整脈〔51〕	β遮断薬
ロペミン	下痢〔94〕	止痢薬
ロメバクト	肺炎〔78〕、尿路感染症〔157〕	ニューキノロン系抗菌薬
ロメフロン	白内障〔170〕	点眼用抗菌薬
ロラメット	不眠症（睡眠障害）〔128〕	ベンゾジアゼピン系睡眠薬
ロルカム	関節リウマチ〔140〕、変形性膝関節症〔143〕	非ステロイド性抗炎症薬（NSAIDs）
ロレルコ	脂質異常症〔108〕	プロブコール製剤
ロンゲス	高血圧〔40〕、心不全〔53〕、腎不全〔146〕	ACE阻害薬（アンジオテンシン変換酵素阻害薬）

〈ワ〉

製品名	適応症	薬品分類
ワーファリン	閉塞性動脈硬化症〔58〕、脳血管障害（脳卒中）〔60〕	抗凝固薬
ワイパックス	不眠症（睡眠障害）〔130〕	抗不安薬
ワゴスチグミン	便秘〔92〕、排尿障害（前立腺肥大）〔151〕	自律神経系下剤、抗コリンエステラーゼ薬
ワコビタール	不眠症（睡眠障害）〔129〕	バルビツール酸系睡眠薬
ワソラン	高血圧〔39〕、狭心症・心筋梗塞（虚血性心疾患）〔46〕、不整脈〔51〕	カルシウム拮抗薬（Ca拮抗薬）
ワブロンP	歯周病・口内炎〔178〕	口内炎治療薬
ワルファリンカリウム	閉塞性動脈硬化症〔58〕、脳血管障害（脳卒中）〔60〕	抗凝固薬
ワンアルファ	骨粗しょう症〔137〕、腎不全〔148〕	活性型ビタミンD3製剤

【漢方薬】

製品名	適応症
〈え〉	
越婢加朮湯	変形性膝関節症〔144〕
〈お〉	
黄連解毒湯	痔疾〔98〕、認知症〔122〕、不眠症（睡眠障害）〔130〕、排尿障害（前立腺肥大）〔152〕、頻尿（過活動膀胱）〔154〕、尿路感染症〔158〕
乙字湯	便秘〔93〕、痔疾〔98〕
〈か〉	
加味帰脾湯	認知症〔122〕
加味逍遙散	不眠症（睡眠障害）〔130〕
葛根湯	かぜ症候群〔69〕
葛根湯加川芎辛夷	かぜ症候群〔69〕
〈き〉	
芎帰膠艾湯	痔疾〔98〕
〈け〉	
荊芥連翹湯	かぜ症候群〔69〕
桂枝加竜骨牡蛎湯	不眠症（睡眠障害）〔130〕
桂枝加朮附湯	変形性膝関節症〔144〕
桂枝加芍薬大黄湯	便秘〔93〕
桂枝湯	かぜ症候群〔69〕
桂枝人参湯	下痢〔96〕
桂枝茯苓丸	慢性肝炎〔88〕、痔疾〔98〕、認知症〔122〕、変形性膝関節症〔144〕
啓脾湯	下痢〔96〕
〈こ〉	
香蘇散	かぜ症候群〔69〕、下痢〔96〕
牛車腎気丸	むくみ（浮腫）〔119〕、変形性膝関節症〔144〕、排尿障害（前立腺肥大）〔152〕、頻尿（過活動膀胱）〔154〕、尿路感染症〔158〕、白内障〔171〕
五苓散	下痢〔96〕、むくみ（浮腫）〔119〕
五淋散	排尿障害（前立腺肥大）〔152〕、頻尿（過活動膀胱）〔154〕、尿路感染症〔158〕
〈さ〉	
柴胡桂枝乾姜湯	かぜ症候群〔69〕
柴胡桂枝湯	かぜ症候群〔69〕、慢性肝炎〔88〕
柴胡加竜骨牡蛎湯	認知症〔122〕、不眠症（睡眠障害）〔130〕
柴朴湯	かぜ症候群〔69〕

製品名	適応症
柴苓湯	慢性肝炎〔88〕、むくみ（浮腫）〔119〕
三黄瀉心湯	便秘〔93〕、痔疾〔98〕、認知症〔122〕、不眠症（睡眠障害）〔130〕、排尿障害（前立腺肥大）〔152〕、頻尿（過活動膀胱）〔154〕、尿路感染症〔158〕
酸棗仁湯	不眠症（睡眠障害）〔130〕
〈し〉	
滋陰降火湯	かぜ症候群〔69〕
四逆散	不眠症（睡眠障害）〔130〕
十全大補湯	肺炎〔79〕
潤腸湯	便秘〔93〕
小建中湯	排尿障害（前立腺肥大）〔152〕、頻尿（過活動膀胱）〔154〕、尿路感染症〔158〕
小柴胡湯	かぜ症候群〔69〕、慢性肝炎〔88〕
小柴胡湯加桔梗石膏	かぜ症候群〔69〕
小青竜湯	かぜ症候群〔69〕
辛夷清肺湯	かぜ症候群〔69〕
真武湯	かぜ症候群〔69〕、下痢〔96〕、認知症〔122〕
参蘇飲	かぜ症候群〔69〕
〈せ〉	
清心蓮子飲	排尿障害（前立腺肥大）〔152〕、頻尿（過活動膀胱）〔154〕、尿路感染症〔158〕
清肺湯	かぜ症候群〔69〕
〈た〉	
大黄甘草湯	便秘〔93〕
大柴胡湯	慢性肝炎〔88〕
大黄牡丹皮湯	便秘〔93〕、痔疾〔98〕
〈ち〉	
調胃承気湯	便秘〔93〕
釣藤散	認知症〔122〕
猪苓湯	むくみ（浮腫）〔119〕、排尿障害（前立腺肥大）〔152〕、頻尿（過活動膀胱）〔154〕、尿路感染症〔158〕
猪苓湯合四物湯	排尿障害（前立腺肥大）〔152〕、頻尿（過活動膀胱）〔154〕、尿路感染症〔158〕
〈と〉	
桃核承気湯	便秘〔93〕、痔疾〔98〕
当帰芍薬散	痔疾〔98〕、むくみ（浮腫）〔119〕

製品名	適応症
当帰建中湯	痔疾〔98〕
〈に〉	
女神散	不眠症（睡眠障害）〔130〕
人参湯	下痢〔96〕
人参養栄湯	肺炎〔79〕
〈は〉	
麦門冬湯	かぜ症候群〔69〕
八味地黄丸	むくみ（浮腫）〔119〕、排尿障害（前立腺肥大）〔152〕、頻尿（過活動膀胱）〔154〕、尿路感染症〔158〕、白内障〔171〕
半夏厚朴湯	肺炎〔79〕、不眠症（睡眠障害）〔130〕
半夏瀉心湯	下痢〔96〕
〈ほ〉	
防已黄耆湯	むくみ（浮腫）〔119〕、変形性膝関節症〔144〕
防風通聖散	便秘〔93〕、むくみ（浮腫）〔119〕
補中益気湯	肺炎〔79〕、痔疾〔98〕、排尿障害（前立腺肥大）〔152〕、頻尿（過活動膀胱）〔154〕、尿路感染症〔158〕
〈ま〉	
麻黄湯	かぜ症候群〔69〕、インフルエンザ〔75〕
麻黄附子細辛湯	かぜ症候群〔69〕
麻杏甘石湯	かぜ症候群〔69〕、痔疾〔98〕
麻杏薏甘湯	変形性膝関節症〔144〕
麻子仁丸	便秘〔93〕
〈も〉	
木防已湯	むくみ（浮腫）〔119〕
〈よ〉	
薏苡仁湯	変形性膝関節症〔144〕
抑肝散	肺炎〔79〕、認知症〔122〕、不眠症（睡眠障害）〔130〕
〈り〉	
六君子湯	肺炎〔79〕、痔疾〔98〕
竜胆瀉肝湯	排尿障害（前立腺肥大）〔152〕、頻尿（過活動膀胱）〔154〕、尿路感染症〔158〕
苓甘姜味辛夏仁湯	かぜ症候群〔69〕

1 心血管系疾患

高血圧

血圧が高値で維持された状態で、測定値が、収縮期で140mmHg以上、または拡張期で90mmHg以上ある状態を高血圧という。

頭痛やめまい、吐き気、のぼせ、意識障害、動悸などの症状が起こりやすい。

ふだんからこんなところに気をつけましょう

・慢性化すると脳卒中や虚血性心疾患などの要因にもなる。
・薬の作用が強い場合、急激な血圧低下が起こる恐れもあるため、薬の種類や量が変わったときなどは特に留意する。
・服薬だけでなく食事や運動も推奨する。

●…カルシウム拮抗薬（Ca拮抗薬）

主な治療薬の製品名

アダラート	アテレック	カルブロック
コニール	ニバジール	ノルバスク
ヘルベッサー	アムロジン	ペルジピン
アムロジピン	サプレスタ	ベック
ランデル	シナロング	ニコデール
バイミカード	バイロテンシン	ヘルラート
セパミット	ヒポカ	ムノバール
スプレンジール	カルスロット	ワソラン

薬の作用 ▶ 血管の収縮に必要なカルシウムイオンの働きを抑えて血圧を下げる。

主な副作用 ▶ 顔のほてり、紅潮、頭痛、動悸（ドキドキ感）、頻脈、胸の痛み、めまい、立ちくらみ、足のむくみ、など。まれに過度の血圧低下が起こる恐れも。

服用上の注意 ▶ 一部の薬はグレープフルーツジュースで飲むと作用が増強される。

○⋯ACE阻害薬（アンジオテンシン変換酵素阻害薬）

主な治療薬の製品名

インヒベース	エースコール	コバシル
セタプリル	タナトリル	レニベース
ロンゲス	カプトリル	ゼストリル
アデカット	チバセン	コナン
プレラン	オドリック	

薬の作用 ▶ 血圧を上げる働きを持つ生理活性物質「アンジオテンシンⅡ」の産生を抑え、血管拡張などにより血圧を下げる。

主な副作用 ▶ せき、のどの違和感、だるさ、めまい、ふらつき、など。腎臓が悪い人の場合、さらに（一時的に）腎機能が低下することがある。

○⋯ARB（アンジオテンシンⅡ受容体拮抗薬）

主な治療薬の製品名

イルベタン	オルメテック	ディオバン
ニューロタン	ブロプレス	ミカルディス
アバプロ		

薬の作用 ▶ 血圧を上げる働きを持つ生理活性物質「アンジオテンシン

Ⅱ」の受容体を遮断し、血管拡張などにより血圧を下げる。

主な副作用▶だるさ、めまい、ふらつき、立ちくらみ、頭痛、動悸、など。まれに過度の血圧低下による強度のめまい、立ちくらみ、意識障害を起こす恐れがある。

服用上の注意▶もともと腎臓の働きが低下している人の場合、飲みはじめの時期に腎機能が悪化することがある。この際、高カリウム血症にも注意が必要で、定期的な血液検査など重篤化する前の予防が重要。

○‥‥利尿薬

主な治療薬の製品名

アルダクトンA　　ダイアート　　　ナトリックス
バイカロン　　　　フルイトラン　　ラシックス
ルプラック　　　　フロセミド　　　ベハイド
ダイクロトライド　ノルモナール　　アレステン
ハイグロトン　　　トリテレン　　　アルダクトン
オイテンシン

薬の作用▶尿の排泄促進により、水分とナトリウムを体外に出すことで血圧を低下させる。

主な副作用▶少量ならほとんどなし。飲みはじめにだるさを感じることがある。多量の服用で脱水症状による強度のめまい、立ちくらみを起こす場合がある。長期の服用では血糖値、尿酸値の増加にも留意。まれに光線過敏症（日光にあたった皮膚が発赤するなど）を起こすケースも。

β遮断薬（αβ遮断薬を含む）

主な治療薬の製品名

アセタノール	インデラル	ケルロング
セレクトール	セロケン	テノーミン
メインテート	ロプレソール	セクトラール
ハイパジール	セレカル	ナディック
ミケラン	カルビスケン	ブロクリンL
ベータプレシン	サンドノーム	アーチスト
アルマール	ローガン	トランデート
カルバン		

薬の作用 ▶ β受容体を遮断して心拍数を低下させ血圧を下げる。
主な副作用 ▶ だるさ、めまい、ふらつき、徐脈（脈が遅くなる不整脈の一種）、手足の冷え、しびれ感、目の乾燥、眠気、不眠、悪夢、など。まれに喘息発作を起こす可能性がある。

α遮断薬

主な治療薬の製品名

エブランチル	カルデナリン	デタントール
ハイトラシン	バソメット	ミニプレス

薬の作用 ▶ 血管収縮に関わるα1受容体をブロックして血管を広げることで血圧を下げる。
主な副作用 ▶ 特に飲みはじめのめまい、立ちくらみや、だるさ、動悸、頻脈、など。まれに尿漏れ、頻尿が起こる。

◯･･･アルドステロン拮抗薬

主な治療薬の製品名

アルダクトンA　　　セララ

薬の作用▶血圧を上げる作用を持つアルドステロン受容体をブロックすることで血圧を下げる。

主な副作用▶糖尿病患者や腎臓が悪い人は特に高カリウム血症、腎障害に注意するほか、女性化乳房（胸のふくらみ）、乳房の痛み、勃起障害など。

◯･･･合剤（利尿薬＋ARB）

主な治療薬の製品名

エカード　　　コディオ　　　プレミネント
ミコンビ

薬の作用▶2種類の薬（ARBと少量の利尿薬）が配合されており、血圧を下げる効果が高く、副作用の軽減も図られる。

主な副作用▶だるさ、めまい、立ちくらみ、頭痛、頻尿などが比較的多い。腎臓が悪い人では、さらに腎機能が低下する可能性も。重篤な副作用はほとんどないが、まれに過度の血圧低下による強度の立ちくらみ、めまいを起こすことがある。

◯･･･合剤（ARB＋Ca拮抗薬）

主な治療薬の製品名

エックスフォージ　　　ミカムロ　　　ユニシア
レザルタス

薬の作用▶2種類の薬（ARBとCa拮抗薬）が配合されており、持続性があり、血圧を下げる効果が高い。心臓や腎臓への負担軽減も図られる。

主な副作用▶だるさ、めまい、ふらつき、立ちくらみ、ほてり、紅潮、頭痛、など。重篤な副作用はほとんどないが、まれに過度の血圧低下による強度の立ちくらみ、めまいを起こすことがある。

●・・・レニン阻害薬（DRI）

主な治療薬の製品名

ラジレス

薬の作用▶血圧上昇に関わる酵素のひとつ「レニン」の働きを抑制して血圧を下げる。1日1回の服用により十分な血圧管理が可能。

主な副作用▶だるさ、めまい、ふらつき、頭痛、など。腎臓が悪い人では、さらに腎機能が低下する可能性も。
重篤な副作用はほとんどないが、まれに過度の血圧低下による強度の立ちくらみ、めまいを起こすことがある。

Column 急激な温度変化には要注意！

　冬場に、暖かい居間から暖房のないトイレや風呂場などへ行った際、あるいは夏場でも、暑い屋外からクーラーの効いた室内へ入るときなど、暖かい場所から寒い場所に移動すると、人間の体は血管などを収縮させて熱の放散を防ごうとします。この生理的な働きによって血圧が急激に変化（上昇）することで、脳卒中や心筋梗塞などを引き起こす可能性が高まり、動悸、めまいなどによる転倒・骨折の危険性や、最悪の場合、死にいたることもあります。

実際、室内で高齢者が亡くなる原因の$\frac{1}{4}$はこうしたケースによるもので、特に血圧が高めの人は注意が必要といえます。

狭心症・心筋梗塞（虚血性心疾患）

狭心症は、冠動脈（心臓の血管）が狭くなり、一時的に心筋（心臓の筋肉）に血液が行きわたりにくくなる疾患。心筋梗塞は冠動脈が閉塞（閉じる）してしまい、血液が行きわたらない心筋に壊死が生じる疾患。

両疾患は「虚血性心疾患」と呼ばれ、いずれも強い胸痛などが現れる。

> ふだんからこんなところに気をつけましょう

・高血圧、糖尿病、脂質異常症、動脈硬化などの疾患を併発しているケースがほとんどで、結果、飲む薬の種類も多くなる。
・高齢者の場合、はっきりした胸痛以外に、胃の痛み、吐き気などの症状が現れることも。
・急激あるいは5分以上治まらない胸痛などには、早急に救急車を呼ぶなどの対応が必要となる。

○・・・硝酸薬

主な治療薬の製品名

アイトロール	ニトロール	ニトロペン
フランドル	ミオコール	亜硝酸アミル
ニトログリセリン	バソレーター	アンタップR

薬の作用▶血管を拡げて心臓の負担を減らす。代表的な狭心症のお薬。
主な副作用▶頭痛、めまい、立ちくらみ、顔のほてり、ふらつき、動

1 心血管系疾患

悸、吐き気、血圧低下、など。重篤な副作用はほとんどないが、薬によっては過度の血圧低下による強度のめまい、立ちくらみを起こすことがある。

●‥‥カルシウム拮抗薬（Ca拮抗薬）

主な治療薬の製品名

アダラート	カルブロック	コニール
ノルバスク	ヘルベッサー	ワソラン
アムロジン	セパミット	ランデル
ベプリコール	バイミカード	バイロテンシン
ヘルラート		

薬の作用▶血管を広げて血流を改善するとともに心臓の収縮を抑え、血圧低下や心臓の負担減少に作用する。

主な副作用▶顔のほてり、紅潮、頭痛、動悸（ドキドキ感）、頻脈、胸の痛み、めまい、立ちくらみ、足のむくみ、など。まれに過度の血圧低下が起こる恐れも。

服用上の注意▶一部の薬はグレープフルーツジュースで飲むと作用が増強される。

●‥‥β遮断薬

主な治療薬の製品名

アセタノール	インデラル	ケルロング
セレクトール	セロケン	テノーミン
メインテート	ミケラン	ロプレソール
アドビオール	レグレチン	トラサコール
セクトラール	ハイパジール	セレカル
ナディック	カルビスケン	

薬の作用 ▶ 交感神経を遮断することで心臓の働きを抑える。血圧を下げる働きもある。

主な副作用 ▶ だるさ、めまい、ふらつき、徐脈（脈が遅くなる不整脈の一種）、手足の冷え、しびれ感、目の乾燥、眠気、不眠、悪夢、など。まれに喘息発作を起こす可能性がある。

抗血小板薬

主な治療薬の製品名

エパデール　　バイアスピリン　　パナルジン
バファリン　　プラビックス　　　プレタール
ソルミラン

薬の作用 ▶ 血液を凝固させる血小板の働きを抑え、血管内に血栓（血液のかたまり）ができるのを予防する。

主な副作用 ▶ 歯ぐきの出血、皮下出血、血尿など出血傾向が見られた場合はすぐに受診させる。高齢者、あるいは胃腸の悪い（弱い）人は吐き気、食欲不振、胃痛、腹痛などの胃腸障害に注意。ほかに発疹、じんましんなどの過敏症状や、喘息発作、肝機能の悪化、など。

※わずかな傷や打ち身などでも出血が止まりにくくなっている恐れがあるので注意。

カリウムチャネル開口薬

主な治療薬の製品名

シグマート

薬の作用 ▶ 冠状動脈（心臓表面を覆うように張り巡らされている血管）を選択的に広げて血流量を増やし、心臓の働きを回復させる。

主な副作用 ▶ 頭痛、動悸、顔面紅潮、悪心、肩こり、胃痛、食欲不振、眠気、不眠、便秘、下痢、など。

※緑内障の方は服薬に際しては注意が必要となる。

その他の冠血管拡張薬

主な治療薬の製品名

コメリアン　　　バスタレルF　　　ペルサンチン
ロコルナール　　ニコランジル

薬の作用 ▶ 主に血管を拡げて血液の流れをよくする。
主な副作用 ▶ 頭痛、頭重感、めまい、のぼせ感、動悸、頻脈、胸の圧迫感・違和感、など。

Column 正しい入浴が命を救う

厚生労働省の調べによると、お風呂場での不慮の事故死者の約9割は65歳以上となっています。誤った入浴は心臓発作を起こす危険性を高めます。

まず、入浴前には脱衣場や浴室を暖めておくことが重要です。浴槽に入る前には急激な血圧上昇（心臓への負担）を防ぐために、心臓に遠い部位から順に「かけ湯」をしましょう。長風呂も血圧上昇の要因となります。入浴時間は10〜15分（浴槽につかる時間は3〜5分）を目安にしましょう。

このほか、食直後や飲酒後など心臓に負担のかかりやすいタイミングでの入浴も控えるようにしましょう。

不整脈

心臓の病気から生じる症状のひとつで、文字どおり「脈（動）が整っていない状態」をいう。主な症状として、頻脈（脈が速い状態：100回以上/分）、徐脈（脈が遅い状態：60回未満/分）、期外収縮（脈が飛ぶ）、細動・粗動（心臓が小刻みに振動）などがある（通常、一般的な正常脈拍数は60〜80回/分）。

> ふだんからこんなところに気をつけましょう

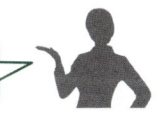

・加齢とともに不整脈の頻度も高くなり、異常に気づきにくい高齢者も少なくない。
・喫煙、お酒の飲みすぎ、カフェイン摂取、肥満など、不整脈を引き起こしやすい要素は排除・改善を促す。
・意識障害や心臓停止など症状によっては救急対応が必要になるケースもある。

ナトリウムチャネル遮断薬（Vaughan Williams Ia群）

主な治療薬の製品名

アミサリン　　　シベノール　　　ノルペース
ピメノール　　　リスモダン　　　硫酸キニジン
アジマリン

薬の作用 ▶ 脈動のリズムを整え、いろいろなタイプの不整脈に用いられる。

主な副作用 ▶ もともとの症状とは別の、不整脈や心不全など重篤な症状を引き起こす危険性があるため、定期的な心電図検査が必要。ほかに、吐き気、食欲不振、頭痛、発疹、口の渇き、目のかすみ、排尿困難、便秘、など。

◯… ナトリウムチャネル遮断薬（Vaughan Williams Ib群）

主な治療薬の製品名

アスペノン　　　メキシチール　　　チルミメール
アプリトーン

薬の作用▶脈動のリズムを整え、主に心室性、心房性の不整脈に有効。
主な副作用▶吐き気、食欲不振、めまい、手のふるえなどが比較的多い。新たな不整脈や心不全の発症は比較的少ない。
服用上の注意▶他の不整脈治療薬や降圧薬との併用で、副作用が増強する恐れがある。

◯… ナトリウムチャネル遮断薬（Vaughan Williams Ic群）

主な治療薬の製品名

サンリズム　　　タンボコール　　　プロノン

薬の作用▶主に脈拍が速くなる頻脈性の不整脈に使用される。強力な作用で不整脈を抑える。
主な副作用▶服用により、かえって脈が異常になることがあり、重い不整脈や心不全を引き起こす危険性もあるため、定期的な心電図検査が必要。ほかに、めまい、ふらつき、動悸、頭痛、吐き気、など。

◯… β遮断薬

主な治療薬の製品名

インデラル　　　セレクトール　　　セロケン
テノーミン　　　ナディック　　　　メインテート
アセタノール　　カルビスケン　　　ミケラン

ロプレソール　　セクトラール

薬の作用▶心臓の興奮を抑えて脈拍を落ち着かせる。主に期外収縮や頻脈性の不整脈の治療に用いる。
主な副作用▶だるさ、めまい、ふらつき、徐脈、低血圧、手足の冷え、しびれ感、目の乾燥、眠気、不眠、など。
服用上の注意▶心不全や喘息などの既往症がある人は基本的に服用できない。

○……カリウムチャネル遮断薬

主な治療薬の製品名

アンカロン　　ソタコール　　シンビット

薬の作用▶非常に効果がよく、他の薬が効かないような重篤な不整脈にも有効。いくつかの臨床試験では寿命を延ばす効果も確認されている。
主な副作用▶服用により、かえって脈が異常になることがあり、重い不整脈や心不全を引き起こす危険性もあるため、定期的な心電図検査が必要。ほかに、めまい、ふらつき、動悸、頭痛、吐き気、など。
服用上の注意▶特にアンカロンは、間質性肺炎(肺繊維症)、肝障害、目の障害、甲状腺機能の異常など、重篤な副作用が出ることもある。

○……カルシウムチャネル遮断薬(Ca拮抗薬)

主な治療薬の製品名

ベプリコール　　ヘルベッサー　　ワソラン

薬の作用▶血管を広げたり、心筋の収縮を抑えることで心拍数を減少

させる。頻脈性の不整脈の治療に用いる。
主な副作用 ▶ 重い副作用はほとんどないが、高齢者は脈が遅くなる徐脈に注意。ほかに、動悸、胸の痛み、ほてり、紅潮、頭痛、だるさ、めまい、立ちくらみ、血圧低下、足のむくみ、歯肉の腫れ、発疹、かゆみ、など。

> ### Column 不整脈で気をつけたい日常のこと
>
> 心臓の拍動が不規則になる、あるいは異常に速くもしくは遅くなる不整脈は、自然に症状が消えてしまうこともありますが、動悸、息切れ、倦怠感など、心不全の症状が出現することもあります。
>
> そこで、経過観察や薬を用いた治療から手術まで、状況に応じたさまざまな医療行為がありますが、それ以外にも日常生活の中で、気をつけたい事柄もあります。例えば、喫煙、過度のアルコール、カフェインなど刺激物の摂取を控えること。また、血流を悪化させるストレスも抑えるようにしたいものです。このほか、便秘も心臓に負担をかけ、不整脈の悪化を招く一因となることがあります。食生活や水分摂取などで改善できる軽度なケースもありますので、不整脈のある被介護者の方には、上記の点にも留意したケアを行うのが望ましいでしょう。

心不全

全身に血液を送り出すポンプ機能を持った心臓の働きが低下し、血液を全身に十分送り届けられなくなる疾患。

心筋梗塞などにともない急激に発症する急性心不全、加齢などで徐々に心臓の機能が衰えることで発症していく慢性心不全などがある。

> ふだんからこんなところに気をつけましょう

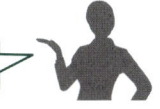

・高齢者の心不全は特に再発が多く、その一因として「薬の飲み忘れ」が挙げられている。
・呼吸困難の発生を考慮し、在宅酸素療法用の機器の手配や、使用環境の整備にふだんから努める。
・心不全症状を悪化させることから、かぜの予防にも配慮する。

ジギタリス製剤

主な治療薬の製品名

ジゴキシン「AFP」　　ジゴキシンKY　　ジゴシン
ラニラピッド

薬の作用▶古くから使われている強心薬。心臓の収縮力を強めるとともに脈拍をゆったりさせる働きがある。
主な副作用▶発疹、じんましん、など。服用量が多過ぎると中毒症状（食欲不振、吐き気、嘔吐、下痢、動悸、脈の乱れ、視覚異常、脱力感、頭痛、など）や、致命的な不整脈を誘発する。
服用上の注意▶特に高齢者や腎臓の悪い人は慎重に用いる必要がある。

ACE阻害薬（アンジオテンシン変換酵素阻害薬）

主な治療薬の製品名

インヒベース　　エースコール　　コバシル
セタプリル　　　タナトリル　　　レニベース
ロンゲス　　　　カプトリル　　　ゼストリル

アデカット　　　チバセン　　　　コナン
プレラン　　　　オドリック

薬の作用 ▶ 心不全治療の第一選択薬。血圧を上げる体内物質（アンジオテンシンⅡ）の生成を抑え、血管を広げて血流を促進させ、心臓の負担を軽くする。

主な副作用 ▶ かなりの頻度でせきの副作用がある（つらいときは医師・看護師に相談する）。重篤な副作用はほとんどないが、飲みはじめの時期に血管浮腫（顔や口中、のどなどが腫れる）に注意。薬が効きすぎることによる過度の血圧低下、強度のめまい、立ちくらみを起こす恐れがある。このほか、のどの違和感、吐き気、腹痛、下痢、発疹、かゆみ、など。

服用上の注意 ▶ もともと腎臓の働きが低下している人の場合、飲みはじめの時期に腎機能が悪化することがある。この際、高カリウム血症にも注意が必要で、定期的な血液検査など、重篤化する前の予防が重要。

◯…強心薬

主な治療薬の製品名

アカルディ　　　カルグート　　　タナドーパ
プロタノールS

薬の作用 ▶ 強心薬。心臓の収縮力を強めたり、心拍数を増やす。
主な副作用 ▶ 動悸、頻脈、低血圧、頭痛、めまい、吐き気、腹痛、発疹、など。まれに重篤な不整脈を起こす恐れがある。

○ ARB（アンジオテンシンⅡ受容体拮抗薬）

主な治療薬の製品名

アバプロ　　　　イルベタン　　　　オルメテック
ディオバン　　　ニューロタン　　　ブロプレス
ミカルディス

薬の作用 ▶ 血圧を上げる働きを持つ生理活性物質「アンジオテンシンⅡ」の受容体を遮断し、血管拡張などにより血圧を下げて、心臓への負担を軽減。

主な副作用 ▶ だるさ、めまい、ふらつき、立ちくらみ、頭痛、動悸、など。まれに過度の血圧低下による強度のめまい、立ちくらみ、意識障害を起こす恐れがある。

服用上の注意 ▶ もともと腎臓の働きが低下している人の場合、飲みはじめの時期に腎機能が悪化することがある。この際、高カリウム血症にも注意が必要で、定期的な血液検査など、重篤化する前の予防が重要。

○ 利尿薬

主な治療薬の製品名

アルダクトンA　　　フルイトラン　　　ラシックス
ナトリックス　　　　フロセミド　　　　ベハイド
ダイアート　　　　　バイカロン　　　　ルプラック
ダイクロトライド　　ノルモナール　　　アレステン
ハイグロトン　　　　トリテレン　　　　アルダクトン
オイテンシン

薬の作用 ▶ 尿の排泄促進により、水分とナトリウムを体外に出すことで血圧を低下させ、心臓の負担を軽くする。

主な副作用 ▶ 少量ならほとんどなし。飲みはじめの時期にだるさを感じることがある。多量の服用で脱水症状による強度のめまい、立ちくらみを起こす場合がある。
長期の服用では血糖値、尿酸値の増加にも留意。まれに光線過敏症を起こすケースも。

β遮断薬（αβ遮断薬を含む）

主な治療薬の製品名

**アーチスト　　　メインテート　　セロケン
ハイパジール**

薬の作用 ▶ β受容体を遮断し、心拍数を低下させて血圧を下げ、心臓の負担を減らす。
主な副作用 ▶ だるさ、めまい、ふらつき、徐脈（脈が遅くなる不整脈の一種）、手足の冷え、しびれ感、目の乾燥、眠気、不眠、悪夢、など。まれに喘息発作を起こす可能性がある。
服用上の注意 ▶ 特に飲みはじめの時期や増量時に、かえって病状が悪化する可能性がある。ふだんはない症状（息切れ、息苦しさ、めまい、むくみ、など）が現れた際は、直ちに医療関係者に連絡する。

その他の心不全治療薬

主な治療薬の製品名

ノイキノン

薬の作用 ▶ 心臓の働きを高める。強い作用はないため他剤との併用など補助的に用いられることが多い。
主な副作用 ▶ 副作用はほとんどなく、比較的安全性が高い。軽度なものとして、胃の不快感、食欲不振、吐き気、発疹、など。

> **Column** 心不全でむくみやせきが出やすい理由とは？
>
> 　心臓が自律的に拍動して血液を押し流すことにより、血液は血管を通って全身のすみずみまで届けられています。この心臓の「ポンプ機能」が低下すれば、当然、血液の流れが滞り、これに伴って血管内の水分が血管外に滲出したり、腎臓が尿量を減少させたりします。
>
> 　こうしたことから体にたまった余分な水分がむくみ（浮腫）を生じさせることで、疲れやだるさを感じるようになるのです。また、余分な水分が肺にたまった場合は、せきや、喘息のような喘鳴（ゼーゼー、ヒューヒューといった呼吸音）が出るようになります。

閉塞性動脈硬化症

　動脈硬化により血管（主に手足の抹消血管）が狭くなったり、つまったりして血液が流れにくくなることで生じる各種症状のこと。加齢とともに発症頻度は増大。

　下肢に起きた場合は足の冷感、しびれ感、間欠性跛行（かんけつせいはこう：安静時には痛まないが、歩行中に痛み、しびれなどが強くなり、歩行困難になる状態）などが見られる。

ふだんからこんなところに気をつけましょう

- 症状が冷感、しびれ感程度であれば、禁煙や食事内容の改善など、生活習慣の改善で軽快することが多い。
- 状態が悪化すると、皮膚の潰瘍や壊死などの症状が現れ、最悪の場合、患部の切断にいたるケースも。

抗血小板薬

主な治療薬の製品名

エパデール　　　バファリン　　　パナルジン
プラビックス　　プレタール　　　バイアスピリン
ソルミラン　　　アンプラーグ　　ケアロードLA
ベラサスLA

薬の作用 ▶ 血液を凝固させる血小板の働きを抑え、血管内に血栓（血液のかたまり）ができるのを予防する。

主な副作用 ▶ 歯ぐきの出血、皮下出血、血尿など出血傾向が見られた場合はすぐに受診させる。高齢者、あるいは胃腸の悪い（弱い）人は吐き気、食欲不振、胃痛、腹痛などの胃腸障害に注意。ほかに発疹、じんましんなどの過敏症状や、喘息発作、肝機能の悪化、など。

※わずかな傷や打ち身などでも出血が止まりにくくなっている恐れがあるので注意。

抗凝固薬

主な治療薬の製品名

ワーファリン　　ワルファリンカリウム

薬の作用 ▶ 血液凝固因子の合成を抑えて血液を固まりにくくする。

主な副作用 ▶ 歯ぐきの出血、皮下出血、血尿など出血傾向が見られた場合はすぐに受診させる。ほかに、吐き気、食欲不振、発疹、じんましん、など。

服用上の注意 ▶ 納豆やクロレラ食品、青汁、大量の緑黄色野菜の飲食により効果が減弱もしくは消失する。

※わずかな傷や打ち身などでも出血が止まりにくくなっている恐れが

あるので注意。

○・・・末梢血管拡張薬

主な治療薬の製品名

オパルモン　　　ドルナー　　　プロサイリン
プロレナール

薬の作用▶血管を広げて、血行の改善、血栓の生成抑制に働く。
主な副作用▶歯ぐきの出血、皮下出血、血尿など出血傾向が見られた場合はすぐに受診させる。ほかに、紅潮、ほてり、動悸、下痢、腹痛、吐き気、発疹、かゆみ、など。

Column　動脈硬化は万病のもと

　脂っこい食事に運動不足、喫煙やストレスなど、体にかけた負担は歳を経るごとに確実に蓄積されていきます。とはいえ、目に見える不調ばかりではありません。その最たるものが「血液・血管の不調」ともいえます。不摂生、というよりもストレス社会の現代を普通に生きているだけで、ドロドロと流れにくくなった血液に血管は傷つけられてボロボロに。

　このように動脈硬化は、それ自体、もしくは併発する高血圧なども含め、自覚症状はほぼゼロのまま静かに進行していきます。そしてある日、まるで唐突なように脳や心臓の重篤な症状が発現するというわけです。

　きちんと薬を飲んでもらうのはもちろん、生活習慣を改善することの大切さを、無理のない範疇で伝えることは大変重要なことなのです。

2 脳血管系疾患

脳血管障害（脳卒中）

脳の血管が破れたり、つまったりして脳機能に障害を起こす疾患。脳梗塞、脳出血、くも膜下出血などの総称で、一般に脳卒中と呼ばれる。

主な症状は意識、運動、言語などの障害で、重篤なケースでは死にいたることもある。

> ふだんからこんなところに気をつけましょう

- 突然、ろれつがまわらないなどの症状が出た場合、軽症に見えても医療関係者に相談することが重要。
- 再発しやすい病気のため、精神的なケアとリハビリを併用できる生活環境を整えることが望ましい。
- 内視鏡検査や手術を控えている場合は、医療関係者から抗凝固薬、抗血小板薬の服用を中止されているかを被介護者本人に確認する。

●···抗凝固薬

主な治療薬の製品名

プラザキサ　　ワーファリン　ワルファリンカリウム

薬の作用 ▶ 血液凝固因子の合成を抑えて血液を固まりにくくする。
主な副作用 ▶ 歯ぐきの出血、皮下出血、血尿などの出血傾向が見られた場合はすぐに受診させる。ほかに、吐き気、食欲不振、発疹、じんましん、など。

服用上の注意▶ワーファリン、ワルファリンカリウムを服用している場合、納豆やクロレラ食品、青汁、大量の緑黄色野菜の飲食により効果が減弱もしくは消失する。

※わずかな傷や打ち身などでも出血が止まりにくくなっている恐れがあるので注意。

●・・・抗血小板薬

主な治療薬の製品名

バイアスピリン	バファリン配合錠A81	パナルジン
プラビックス	プレタール	エパデール
ソルミラン	ドルナー	プロサイリン
ケアロードLA	ベラサスLA	アンプラーグ
バファリン		

薬の作用▶血液を凝固させる血小板の働きを抑え、血管内に血栓（血液のかたまり）ができるのを予防する。

主な副作用▶歯ぐきの出血、皮下出血、血尿など出血傾向が見られた場合はすぐに受診させる。高齢者、あるいは胃腸の悪い（弱い）人は吐き気、食欲不振、胃痛、腹痛などの胃腸障害に注意。ほかに発疹、じんましんなどの過敏症状や、喘息発作、肝機能の悪化、など。

※わずかな傷や打ち身などでも出血が止まりにくくなっている恐れがあるので注意。

●・・・脳循環・代謝改善薬

主な治療薬の製品名

ケタス	サアミオン	セロクラール

薬の作用▶脳の働きを高め、脳卒中後の意欲低下、めまいなどを改善

する。
主な副作用 ▶ ほとんどなく、まれに口の渇き、食欲不振、吐き気、めまい、頭痛、発疹、など。
服用上の注意 ▶ セロクラールは抗血小板薬、抗凝固薬との併用で出血の副作用が出やすくなる可能性がある。

ドパミン系薬

主な治療薬の製品名

グラマリール

薬の作用 ▶ 神経の高ぶり、不安感を鎮め、精神の不調・不具合を調整する。
主な副作用 ▶ 比較的少ないが、眠気、不眠、めまい、指や手足のふるえ、口の渇き、立ちくらみ、発疹、などが現れる可能性がある。

ドパミン放出促進薬

主な治療薬の製品名

シンメトレル

薬の作用 ▶ 脳神経に働きかけて精神活動を活性化する作用があるとされている。主にパーキンソン病の治療薬として用いられることが多い。
主な副作用 ▶ 比較的少ないほうだが、服用量が多い場合、精神症状（不安、興奮、混乱、幻覚）などが現れやすい。ほかに、食欲不振。
服用上の注意 ▶ 特に高齢者や腎臓の機能が低下している人は注意が必要。

●・・・その他の脳循環・代謝改善薬（生理的活性物質）

主な治療薬の製品名

ATP　　アデホスコーワ　　トリノシン

薬の作用▶脳をはじめとする各種臓器の血流を改善して、臓器や筋肉の働きを改善する。

主な副作用▶ほとんどない。まれに胃の不快感、食欲不振、など。

> **Column　脱水と抑うつが大敵**
>
> 　体内の水分が不足すると血管内の水分量が減少することから、血液の流れは滞る傾向にあります。血流の悪化は血栓の要因になるなど脳血管障害にとって致命的なダメージを与えかねません。症状の度合いにもよりますが、被介護者の脱水状態には注意が必要。特に夏場は要注意です。
>
> 　また疾患の特性から、被介護者は抑うつ状態になりやすい傾向があるため、できる限り話を聴き、共感を示す「理解しようとするコミュニケーションのスタイル」によって、信頼関係を築いていくことも改善の糸口のひとつといえるでしょう。

てんかん

大脳の神経細胞（ニューロン）が過剰な興奮状態になり、反復性の発作（同じ発作を何度も繰り返す）を起こす、慢性の脳疾患。症候性（脳に何らかの障害や傷があることで起きる）と、突発性（原因が不明）に大別される。

発作時は、転倒、全身のけいれんやこわばり、歯の食いしばり、意識障害などが起こることが多い。

> ふだんからこんなところに気をつけましょう

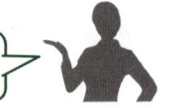

・発作が出なくなった状態でも、自己判断で勝手に服薬をやめるのは危険。
・再発しやすい病気のため、医療関係者と連携を取りながら、しっかりと経過を観察する。

主に発作の予防などに用いる薬剤

主な治療薬の製品名

アレビアチン	テグレトール	デパケン
ヒダントール	フェノバール	複合アレビアチン
ガバペン	エクセグラン	ダイアップ
トピナ	ラミクタール	リボトリール

薬の作用 ▶ 脳の神経細胞の興奮を鎮め、発作を起こりにくくする。
主な副作用 ▶ 集中力の欠如、舌のもつれ、手のふるえ、めまい、ふらつき、吐き気、頭痛、倦怠感、眠気、食欲亢進、体重増加、など。
服用上の注意 ▶ 一部の薬剤は勝手に服用を中止することで反動的に重篤な発作が起こるケースがある。また一部の薬剤では

肝臓、腎臓の働きに障害がある場合、副作用が出やすい。

○‥‥主に欠伸(けっしん)発作に用いる薬剤

主な治療薬の製品名

ザロンチン　　ミノアレ散

薬の作用▶主に欠伸発作（ごく短時間の意識消失発作）に効果が高い。
主な副作用▶比較的多いのが消化器系の症状（吐き気、嘔吐、食欲不振、腹痛、下痢、など）や頭痛、だるさ、めまい、など。ほかに、発疹、じんましん、など。
服用上の注意▶勝手に服用を中止することで反動的に重篤な発作が起こるケースがある。また、服薬後に眠気を催す恐れがある。

Column　飲み忘れは病状悪化の要因

てんかんの薬は、飲み忘れることで短時間の反復性発作を起こしやすいことから、飲み忘れを防ぐための工夫・仕組みを、医療関係者と相談しながら考えるようにしましょう。

また、1回の服薬量は症状を考慮した分量となっているので、飲み忘れた場合、一度に2回分を服薬するのは絶対に避けましょう。

3 呼吸器系疾患

かぜ症候群

主にウイルスが鼻やのどなどから感染することで起こるさまざまな症状を総称した疾患。一般的には「かぜ」、医学的には「かぜ症候群」と呼ばれる。

ふだんからこんなところに気をつけましょう

・介護の際は必ずマスクを。また介護のあとはうがいと手洗いを忘れずに。
・服薬だけに頼るのでなく、併せて食事・睡眠もしっかり取ってもらうようにする。
・抗生剤を服用している場合、下痢を生じる可能性があるため、排泄ケア、脱水症状に留意する。

○⋯総合感冒薬

主な治療薬の製品名

PL配合顆粒　　ピーエイ　　ペレックス

薬の作用▶熱、のどの痛み、くしゃみ、鼻水など、かぜ症候群の諸症状改善に効果的な成分が配合されている。
主な副作用▶眠気、めまい、吐き気、食欲不振、胃痛、発疹、むくみ、など。
服用上の注意▶眠気の副作用が出やすいため、服用後の車両等の運転や機械の操作などは控える。

○‥‥解熱消炎鎮痛薬

主な治療薬の製品名

インテバンSP　　　　　カロナール　　ボルタレン
ポンタール　　　　　　ロキソニン　　アンヒバ
バファリン配合錠A330

薬の作用▶のどの腫れや痛みを抑え、熱を下げる。
主な副作用▶胃痛、腹痛、吐き気、嘔吐、食欲不振など胃腸症状が出ることが多い。ほかに口内炎、発疹、かゆみ、じんましん、など。

○‥‥鎮咳薬

主な治療薬の製品名

アストミン　　　　　アスベリン
コデインリン酸塩（リン酸コデイン）　　フスコデ
フスタゾール　　　　メジコン　　　　フラベリック
メテバニール　　　　ノスカピン　　　レスプレン
トクレス　　　　　　セキコデ　　　　カフデコN
ネオアス　　　　　　アスゲン　　　　アストーマ
オピセゾール　　　　濃厚ブロチンコデイン液

薬の作用▶せき中枢の興奮を抑えてせきを止める。
主な副作用▶眠気、だるさ、頭痛、口の渇き、吐き気、便秘、動悸、など。

◯… 抗ヒスタミン薬

主な治療薬の製品名

アリメジン	アレルギン	タベジール
ベネン	ペリアクチン	ポララミン
アレグラ	アレジオン	アレロック
エバステル	ジルテック	ゼスラン
セルテクト	レスタミン	ヒベルナ

薬の作用▶くしゃみ、鼻水、鼻づまりなどのアレルギー症状を抑える。
主な副作用▶眠気、口の渇き、だるさ、発疹、目のかすみ、など。
服用上の注意▶眠気の副作用が出やすいため、服用後の車両等の運転や機械の操作などは控える。

◯… 去痰薬

主な治療薬の製品名

クリアナール	ビソルボン	ブロチン
ムコソルバン	ムコダイン	ムコフィリン
エンピナース	ゼオチン	ペクタイト
チスタニン	スペリア	プルスマリンA
ムコサール	アレベール	セネガ
キョウニン水		

薬の作用▶痰を薄めたり、気道を潤滑にして痰の排出を促進。一部の薬は粘膜の修復・抵抗力向上にも働く。
主な副作用▶重篤なものはほとんどない。まれに食欲不振、下痢、発疹、など。

抗菌薬

主な治療薬の製品名

クラビット	クラリス	ジェニナック
ジスロマック	パセトシン	フロモックス

薬の作用 ▶ 細菌を殺菌する。かぜ症候群の原因となるウイルスには無効。細菌による二次感染や、予防目的で使われる。

主な副作用 ▶ 発疹、じんましん、軟便、下痢、腹痛、吐き気、など。

漢方薬

かぜ症候群に用いられる主な漢方薬

麻黄湯（まおうとう）	葛根湯（かっこんとう）	麻杏甘石湯（まきょうかんせきとう）
小青竜湯（しょうせいりゅうとう）	桂枝湯（けいしとう）	麻黄附子細辛湯（まおうぶしさいしんとう）
香蘇散（こうそさん）	小柴胡湯（しょうさいことう）	小柴胡湯加桔梗石膏（しょうさいことうかききょうせっこう）
参蘇飲（じんそいん）	柴胡桂枝湯（さいこけいしとう）	苓甘姜味辛夏仁湯（りょうかんきょうみしんげにんとう）
柴胡桂枝乾姜湯（さいこけいしかんきょうとう）	真武湯（しんぶとう）	滋陰降火湯（じいんこうかとう）
麦門冬湯（ばくもんどうとう）	清肺湯（せいはいとう）	葛根湯加川芎辛夷（かっこんとうかせんきゅうしんい）
辛夷清肺湯（しんいせいはいとう）	荊芥連翹湯（けいがいれんぎょうとう）	柴朴湯（さいぼくとう）

服用上の注意 ▶ 麻黄湯、葛根湯ほか生薬の「麻黄」を含む一部の処方は血圧上昇、中枢興奮などの作用があるため、動悸、息切れ、めまい、立ちくらみほか、心臓・脳血管障害が疑われるような症状が発現した場合は、速やかに医療関係者へ連絡する。

> **Column** 二次感染など重症化に注意
>
> 一般的に、抵抗力が弱まっている高齢者は、かぜをひきやすい上、重症化したり、肺炎などの二次感染を引き起こしやすいといえます。
>
> 特に喘息などの呼吸器系疾患や、心臓疾患などの持病を持っている人の場合、通常の状態以上に悪化しやすくなりますので注意が必要です。

気管支喘息・COPD(慢性閉塞性肺疾患)

気道が狭くなったり、炎症を起こすなどして、肺へ酸素が行き届きにくくなる疾患。

※両者は厳密には異なる疾患だが、症状ならびに治療薬の多くが共通しているため、併せて掲載している。

> ふだんからこんなところに気をつけましょう

・介護者が喫煙している場合は、できる限り禁煙を促す。
・ネブライザー(噴霧式吸入器)などを用いる際には、薬剤が口の中に付着したままの状態では副作用を起こす恐れがあるため、吸入後は必ずうがいをするのを習慣づけてもらう。

●…ステロイド薬(内服・吸入)

主な治療薬の製品名

アズマネックス	オルベスコ	キュバール
パルミコート	フルタイド	プレドニン

デカドロン　　　　リンデロン　　　メドロール
プレドニゾロン

薬の作用▶炎症を抑える作用が強く、喘息発作の予防効果が期待できる。
主な副作用▶のどの痛み・不快感、口腔カンジダ症、声のかすれ、など（吸入の場合）。

●…抗コリン薬（吸入）

主な治療薬の製品名

アトロベント　　スピリーバ　　テルシガン

薬の作用▶比較的おだやかな気管支拡張作用を有する。
主な副作用▶口の渇き、のどの刺激感、せき、めまい、動悸、排尿障害、など。
服用上の注意▶前立腺肥大、緑内障の既往がある人は禁忌。

●…合剤（吸入ステロイド剤＋LABA 吸入）

主な治療薬の製品名

アドエア　　　　　シムビコート

薬の作用▶気道を広げる作用と炎症を抑える作用の2種類の成分が配合された吸入薬。
主な副作用▶声のかすれ、のどのイガイガ感・刺激感、口内炎、口腔カンジダ症、動悸、頻脈、血圧上昇、など。

ロイコトリエン受容体拮抗薬

主な治療薬の製品名

アコレート　　オノン　　キプレス
シングレア

薬の作用 ▶ 喘息に深く関わる体内物質「ロイコトリエン」の働きを抑える。軽い喘息なら単独でも効果がある。
主な副作用 ▶ 吐き気、腹痛、胸焼け、下痢、発疹、かゆみ、など。

β刺激薬

主な治療薬の製品名

サルタノール　　　スピロペント　　ベロテック
ホクナリン　　　　メプチン　　　　セレベント
アイロミール　　　ベネトリン　　　塩酸エフェドリン
メチエフ　　　　　ストメリンD　　イノリン
メトキシフェナミン塩酸塩　　　　アスプール
イソパール・P　　アロテック　　　ブリカニール
アトック　　　　　ブロンコリン

薬の作用 ▶ 気管支を広げて呼吸を楽にする。喘息や気管支炎の治療に用いられる。
主な副作用 ▶ 動悸、頻脈、血圧変動、指・手のふるえ、頭痛、不眠、吐き気、食欲不振、など。
服用上の注意 ▶ 過剰に服用すると不整脈などの副作用が出やすくなるので、指示どおり正しく飲んでもらうこと。

○ キサンチン誘導体

主な治療薬の製品名

アストフィリン	テオドール	ネオフィリン
モノフィリン	テオロング	ユニフィルLA
スロービッド	テオドリップ	アプネカット
ユニコン	コルフィリン	テオコリン

薬の作用▶長年用いられている喘息の予防薬。規則的な服用により、気管の収縮や炎症を防ぎ、発作を予防する。

主な副作用▶吐き気、嘔吐、腹痛、下痢、頭痛、動悸、頻脈、手のふるえ、など。

服用上の注意▶高齢者は比較的副作用が出やすいので、服用後の状況観察を怠らない。

○ 去痰薬

主な治療薬の製品名

ビソルボン	ムコソルバン	ムコダイン
ブロチン	ムコフィリン	ゼオチン
ペクタイト	チスタニン	クリアナール
スペリア	プルスマリンA	ムコサール
アレベール	セネガ	キョウニン水

薬の作用▶痰の粘りを取り、排出を促進するほか、荒れた粘膜を修復して免疫力を高める。

主な副作用▶食欲不振、下痢、発疹、など。

> **Column** 酸素吸入時は火気厳禁
>
> 喘息やCOPDの治療においては、服薬以外に酸素療法などを取り入れるケースもあります。この際、絶対に注意すべきことは「火気を近づけないようにすること」。酸素吸入時および器具の近くに火気が存在することで、火災や爆発の危険性があります。同様に、喫煙しながらの酸素吸入も厳禁。常に介護者は目を配るようにしましょう。

インフルエンザ

インフルエンザウイルスによる感染症。症状の多くはかぜと重複するが、通常、発熱や筋肉痛などの症状がかぜよりも急激に発症し、症状が重いのも特徴。

ふだんからこんなところに気をつけましょう

・テレビ、新聞等のインフルエンザ流行のニュースを見逃さないように注意する。
・予防のためにはマスクや手洗い、さらに室内を適度な湿度に保つようにする。
・発熱に対し、取り置きの解熱剤などの使用は絶対に避ける（種類によっては別の症状を引き起こす恐れもある）。

抗インフルエンザウイルス薬

主な治療薬の製品名

イナビル	タミフル	リレンザ

薬の作用 ▶ 一般的なA型、B型のインフルエンザウイルスの増殖を抑える。予防もしくは治療に用いられる。

主な副作用 ▶ 吐き気、嘔吐、腹痛、下痢、意識障害、など。

◎ 漢方薬

インフルエンザに用いられる主な漢方薬

麻黄湯
（まおうとう）

服用上の注意 ▶ 含まれる生薬の「麻黄」は血圧上昇、中枢神経興奮などの作用があるため、動悸、息切れ、めまい、立ちくらみほか、心臓・脳血管障害が疑われるような症状が発現した場合は、速やかに医療関係者へ連絡する。

> **Column　高齢者のインフルエンザは要注意！**
>
> 一般に、インフルエンザを発症するケースが多いのは15歳以下の小児ですが、インフルエンザによる死亡者の圧倒的多数を占めるのは、65歳以上の高齢者となっています。
>
> 高齢者のインフルエンザは肺炎などの合併症を起こしやすく、また、喘息、COPDなど呼吸器系の病気や心臓病などの既往症がある人の場合、インフルエンザ自体が重篤な症状になる恐れがあります。

肺炎

ウイルスや細菌などで肺胞（肺の中で血液のガス交換を行う組織）に炎症が起こる疾患。特に高齢者が気をつけたいのが「誤嚥性肺炎」。飲食物や唾液が誤って気管に入り、その際、一緒に細菌が混入し、肺まで到達して発症する。

> ふだんからこんなところに気をつけましょう

・高齢者は食事や服薬の際に誤嚥する可能性が高い。寝たきりの人であれば食後すぐに横にさせない介護も必要。また、全般的に飲み込む力を改善するなどの対処が重要。
・特に脳卒中やパーキンソン病の人は、誤嚥しやすいので注意する。

ペニシリン系抗菌薬

主な治療薬の製品名

オーグメンチン　　クラバモックス　　サワシリン
パセトシン　　　　ユナシン　　　　　バイシリン
ソルシリン　　　　ビクシリン　　　　ペングッド
アミペニックス　　アセオシリン　　　バラシリン
バストシリン　　　アモリン　　　　　メリシン
ドイル

薬の作用▶細菌に対する殺菌効果を持つ。
主な副作用▶軟便、下痢、腹痛、吐き気、発疹、じんましん、など。

セフェム系抗菌薬

主な治療薬の製品名

セフゾン　　　　　フロモックス　　　メイアクト
ケフレックス　　　ラリキシン　　　　サマセフ
センセファリン　　セアプロン　　　　オラスポア
オラセフ　　　　　ケフラール　　　　パンスポリン
セフテム　　　　　セフスパン　　　　トミロン
バナン

薬の作用▶細菌に対する殺菌効果を持つ。
主な副作用▶軟便、下痢、腹痛、吐き気、発疹、じんましん、など。

○…マクロライド系抗菌薬

主な治療薬の製品名

エリスロシン	クラリシッド	クラリス
ジスロマック	ルリッド	アセチルスピラマイシン
メデマイシン	リカマイシン	ミオカマイシン
ジョサマイシン		

薬の作用▶細菌に対する殺菌効果を持つ。
主な副作用▶軟便、下痢、腹痛、吐き気、発疹、じんましん、など。

○…テトラサイクリン系抗菌薬

主な治療薬の製品名

ビブラマイシン　ミノマイシン　アクロマイシン
レダマイシン

薬の作用▶細菌に対する殺菌効果を持つ。
主な副作用▶吐き気、食欲不振、下痢、腹痛、光線過敏症（日光にあたった皮膚が発赤するなど）、めまい、頭痛、発疹、じんましん、など。

○…ニューキノロン系抗菌薬

主な治療薬の製品名

アベロックス	オゼックス	クラビット
グレースビット	ジェニナック	バレオン
バクシダール	フルマーク	タリビッド

呼吸器系疾患

| スパラ | シプロキサン | ロメバクト |
| メガキサシン | スオード | トスキサシン |

薬の作用▶細菌に対する殺菌効果を持つ。比較的新しい薬のため抗菌力が強く、幅広い細菌類に対して効果を発揮する。

主な副作用▶比較的少ない。軟便、下痢、腹痛、吐き気、発疹、じんましん、光線過敏症（日光にあたった皮膚が発赤するなど）、めまい、頭痛、眠気、など。

○…鎮咳薬

主な治療薬の製品名

アストミン	アスベリン	
コデインリン酸塩（リン酸コデイン）		フスコデ
フスタゾール	メジコン	フラベリック
メテバニール	ノスカピン	レスプレン
トクレス	セキコデ	カフデコN
ネオアス	アスゲン	アストーマ
オピセゾール	濃厚ブロチンコデイン液	

薬の作用▶せき中枢の興奮を抑えてせきを止める。

主な副作用▶眠気、だるさ、頭痛、口の渇き、吐き気、便秘、動悸、など。

○…去痰薬

主な治療薬の製品名

クリアナール	ビソルボン	ブロチン
ムコソルバン	ムコダイン	ムコフィリン
エンピナース	ゼオチン	ペクタイト
チスタニン	スペリア	プルスマリンA

ムコサール　　　　　アレベール　　　セネガ
キョウニン水

薬の作用▶痰を薄めたり、気道を潤滑にして痰の排出を促進。一部の薬は粘膜の修復・抵抗力向上にも働く。
主な副作用▶重篤なものはほとんどない。まれに食欲不振、下痢、発疹、など。

○…漢方薬

肺炎に用いられる主な漢方薬

抑肝散（よくかんさん）　　半夏厚朴湯（はんげこうぼくとう）　　十全大補湯（じゅうぜんだいほとう）
人参養栄湯（にんじんようえいとう）　補中益気湯（ほちゅうえっきとう）　六君子湯（りっくんしとう）

※いずれも予防的に用いられる。

> **Column　重症化しやすく、症状が現れづらい**
>
> 　肺炎はがん、心臓病に次ぎ、日本人の死因上位トップ3に入る疾患というのをご存知でしょうか。しかも、肺炎による死亡者の9割以上は65歳以上の高齢者が占めています。こうした背景のひとつには、体力や免疫力が低下している高齢者は発見が遅れやすく、重症化しやすいことが挙げられます。
>
> 　かぜのような症状が現れ、3〜4日経っても治まらない。もしくは息切れ、胸痛などが目立つ、ぐったりして食欲がないなどの症状が見られたら、肺炎の可能性があるといえます。
>
> 　さらには、高齢者や認知症の患者さんの場合、症状を伝えられなかったり、自覚症状のない方もいるので、「微熱」「元気がない」「表情がぼんやりしている」といった状況が続く場合、肺炎を疑ってみるのも重要でしょう。

4 消化器系疾患

胃・十二指腸潰瘍

胃酸を要因に、胃や十二指腸の粘膜が損傷して、潰瘍になる疾患。ストレス、ヘリコバクター・ピロリ菌*、鎮痛剤の服用過多などが複合的に関連することで発症しやすい。

* 胃潰瘍や胃がんとの関連性が指摘されている、胃内に存在する細菌。胃酸の中でも生息する特性を持つ。

> ふだんからこんなところに気をつけましょう

・治療中の介護者に対しては、喫煙、アルコールをやめるよう促す。
・治療中、自覚症状がなくなっても、医師の指示どおり薬の服用などは継続する。また、完治後1年以内は再発しやすいため、アルコールや喫煙、ストレスなどの管理は継続することが望ましい。

●…プロトンポンプ阻害薬

主な治療薬の製品名

| オメプラール | タケプロン | パリエット |
| オメプラゾン | ランソプラゾール | |

薬の作用▶最強の胃酸分泌抑制力により荒れた胃粘膜を守る。
主な副作用▶比較的少ないが、頭痛やめまい、軟便、下痢、など。人によっては肝機能の数値に異常が現れることも。

○…H2受容体拮抗薬（H2ブロッカー）

主な治療薬の製品名

アシノン	アルタット	ガスター
ザンタック	タガメット	カイロック
ストガー	ファモチジン	プロテカジン

薬の作用▶プロトンポンプ阻害薬に次いで強力な胃酸分泌抑制力により胃粘膜を保護する。
主な副作用▶比較的少ないが、人によっては便秘や発疹、肝機能数値の異常、不安感、無気力感、眠気、頭痛、めまい、など。

○…ムスカリン受容体拮抗薬

主な治療薬の製品名

ガストロゼピン　　ピレンゼール

薬の作用▶胃酸の分泌を抑えて胃粘膜を守る。
主な副作用▶ほとんどない。比較的少ないが、人によっては口の渇き、便秘、排尿困難、発疹、など。

○…制酸薬

主な治療薬の製品名

アルミゲル	アルミワイス	炭カル
マーロックス	沈降炭酸カルシウム	マルファ
サモールN	炭酸水素ナトリウム	

薬の作用▶分泌した胃酸を中和して、胃の粘膜を保護する。
主な副作用▶ほとんどないが、人によっては便秘、軟便、など。
服用上の注意▶高齢者で腎臓の悪い人の場合、一部の薬では、長期の

大量服用により、アルミニウム脳症・骨症、高マグネシウム血症が現れる可能性がある。

●・・・粘膜抵抗増強薬

主な治療薬の製品名

アスコンプ　　　アルサルミン　　　アルロイドG
イサロン　　　　ガストローム　　　プロマック
マーズレンS

薬の作用▶荒れた胃粘膜を保護したり、修復を助長する。
主な副作用▶ほとんどないが、人によっては便秘、口の渇き、吐き気、発疹、かゆみ、など。
服用上の注意▶高齢者で腎臓の悪い人の場合、一部の薬では、長期の大量服用により、アルミニウム脳症・骨症、高マグネシウム血症が現れる可能性がある。

●・・・粘液産生促進薬

主な治療薬の製品名

ケルナック　　　サイトテック　　　セルベックス
ムコスタ　　　　マーズレンS

薬の作用▶胃の粘液分泌を促進させたり、胃粘膜の血流改善に働き、胃粘膜を丈夫にする。
主な副作用▶まずないと考えて問題ない。まれに、発疹、かゆみ、肝機能の数値の異常、など。

●・・・胃粘膜保護薬

主な治療薬の製品名

アビリット　　　アルベース　　　　ウルグート

ガスロンN　　　ソロン　　　　ドグマチール
ノイエル

薬の作用▶胃の粘液分泌を促進させたり、胃粘膜の血流改善に働き、胃粘膜を保護する。

主な副作用▶ドグマチール以外はほとんどないと考えて問題ない。まれに、発疹、吐き気、便秘、下痢、など。ドグマチールに比較的多い副作用としては、ホルモン異常（女性は生理不順、男性は乳房女性化）や錐体外路症状（指や手足のふるえ、体のこわばり・つっぱり、ひきつけ、など）。特に錐体外路症状は高齢者に多く、表情が乏しくなることから認知症やうつと間違えてしまうケースも。

●⋯健胃薬

主な治療薬の製品名

SM散　　　　つくしA・M散

薬の作用▶胃酸の中和、消化促進など多様な成分が配合されており、胸焼け、吐き気などの症状に広く用いられる。

主な副作用▶まずないと考えて問題ない。人によっては、むかつき、便秘、など。

●⋯消化管運動機能改善薬

主な治療薬の製品名

ガスモチン　　　セレキノン　　　　ナウゼリン
プリンペラン　　カムリード　　　　サイトテック

薬の作用▶低下した胃腸機能を改善し、消化機能を高める。

主な副作用▶比較的少ない。腹痛、軟便、下痢、口の渇き、動悸、な

ど。まれに重篤な肝機能障害が起こるケースも。

●…ヘリコバクター・ピロリ除菌薬

主な治療薬の製品名

ランサップ　　　ランピオン

薬の作用▶胃内のピロリ菌を殺菌する。
主な副作用▶軟便、下痢、腹痛、吐き気、など。人により、発疹、じんましん、など。まれに腎不全、など。

●…抗コリン薬

主な治療薬の製品名

コリオパン	セスデン	ダクチル
チアトン	ブスコパン	

薬の作用▶胃腸などの内臓の痙攣性の痛みを抑える。
主な副作用▶特に高齢の男性では排尿障害に注意。口の渇き、便秘、頭痛・頭重、目のかすみ、など。

Column　再発予防のために気をつけたいこと

- 規則正しい食生活を身につけ、トウガラシやコーヒーなどの刺激物の過剰摂取を控える。
- できる限り禁煙する。
- ストレスの少ない生活を心がける。
- 可能であれば排泄物の状態や様子を日々観察する（症状が悪化すると、吐血やタール状の便を排泄することがあるため）
- かぜや頭痛、腰痛ほか、鎮痛剤を服用する際は、胃腸への副作用の有無に留意する。

慢性肝炎

ウイルスやアルコールなどを要因に、長期にわたって肝機能に異常を起こす疾患。発熱、全身倦怠感など、かぜのような症状から、黄だん、食欲不振などの症状を呈する。重篤な場合、肝硬変、肝臓がんに移行することも。

> ふだんからこんなところに気をつけましょう

・B、C、E型の肝炎ウイルスは血液や体液（吐瀉物、唾液など）を介して感染するため、感染者の血液などが付着した衣類等を取り扱う際には注意が必要。

◯⋯抗肝炎ウイルス薬

主な治療薬の製品名

コペガス	ゼフィックス	バラクルード
ヘプセラ	レベトール	

薬の作用 ▶ B、C型肝炎ウイルスに有効。

主な副作用 ▶ 一部の薬では発熱、悪寒、倦怠感、めまい、息切れ、動悸、頭痛、筋肉痛などの症状が出やすい。胃腸の弱い方は特に注意が必要。また、不安や抑うつ感、もしくは躁状態など精神面で変調をきたすケースも。不安感、気分の落ち込み、不眠、興奮、混乱、など。このほか、意識障害、胃痛、異常なのどの渇きなど、さまざまな副作用が現れる可能性もあり、いずれにせよ、普段と違う症状・状態が現れた際は迅速に医療関係者に報告する。

4 消化器系疾患

肝機能改善薬

主な治療薬の製品名

イーピーエル(EPL)　　グリチロン　　タウリン
タチオン　　　　　　　チオラ　　　　リバオール
グロンサン　　　　　　プロルモン

薬の作用 ▶ 肝臓の修復や肝機能改善の作用がある。
主な副作用 ▶ 吐き気、胃部不快感、腹部膨満感、下痢、など。

肝たんぱく代謝改善薬

主な治療薬の製品名

カンテック

薬の作用 ▶ 肝臓のたんぱく質の合成を促進し、線維化を抑えて、肝臓の再生を助ける。
主な副作用 ▶ 飲みはじめの時期に食欲不振や吐き気、倦怠感、発疹、かゆみなどが現れたら、速やかに医療関係者に報告する。

肝臓加水分解物製剤

主な治療薬の製品名

プロヘパール　　レナルチン

薬の作用 ▶ 肝臓を守り、肝機能を高める。
主な副作用 ▶ 安全性が高く、まずないと考えて問題ない。ごくまれに、発疹、じんましん、吐き気、胃部不快感、頭痛、など。

○‥‥肝免疫賦活薬

主な治療薬の製品名

セロシオン

薬の作用▶体の免疫力を高める薬。B型肝炎の治療に用いられる。
主な副作用▶飲みはじめの時期に、一時的に症状を悪化させることがある。白目や皮膚の黄色化、褐色尿など黄だんの症状が現れた場合は速やかに医療関係者に報告する。ほかに食欲不振、吐き気、嘔吐、腹痛、発疹、かゆみ、など。

○‥‥肝硬変治療薬

主な治療薬の製品名

アミノレバン	ポルトラック	モニラック
リーバクト	カロリール	ピアーレ
ラクツロース	アルギメート	

薬の作用▶肝硬変などで肝臓の働きが悪くなったときに用いる。
主な副作用▶ほとんどない。下痢、腹部膨満感、吐き気、食欲不振、血糖値上昇、など。
服用上の注意▶アミノレバンは牛乳アレルギーのある人は服用できない。

○‥‥催胆・排胆薬

主な治療薬の製品名

ウルソ　　　コスパノン

薬の作用▶胆汁の流れをよくしたり、十二指腸への排出を促進させて肝機能を改善させる。

主な副作用 ▶ 安全で、重い副作用はほとんどない。人によっては軟便、下痢、吐き気、食欲不振、胸焼け、腹部膨満感、発疹、など。

○・・・漢方薬

慢性肝炎に用いられる主な漢方薬

小柴胡湯（しょうさいことう）　　大柴胡湯（だいさいことう）　　柴胡桂枝湯（さいこけいしとう）
柴苓湯（さいれいとう）　　桂枝茯苓丸（けいしぶくりょうがん）

Column　ウイルス性肝炎の感染者への対処について

- 免疫力の低下が予測されることから刺身、生肉、生野菜ほか生食は基本的に控える。
- 食器類、歯ブラシ、カミソリ、痰吸引機など直接粘膜に接触しやすいものや、唾液、血液などが付着する可能性があるものは共有しない。
- 介護者の小さな傷や出血を見逃さないように。また、手当てや、吐瀉物・糞便等の処理を行う際は必ずゴム手袋、マスクを着用する。
- 衣類の洗濯は、事前に塩素系消毒剤の水溶液に漬け置いてから行い、高温乾燥で滅菌。
- 日ごろから介護スタッフの間で感染症対策を立て、認識しあっておく。

便秘

数日間便通がない、もしくは毎日便通があっても残便感があるなど、順調な排便が行われない状態のこと。

> ふだんからこんなところに気をつけましょう

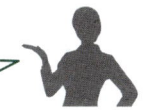

- お薬だけでなく、不規則な食生活、運動不足、水分や食物繊維の摂取不足、他の薬の副作用、ストレスなど、原因となっている事項の改善にも積極的に取り組んでもらう。
- 便意を我慢することでも便秘になりやすい。毎日決まった時間に排便を心がけるようにしてもらうなど、日常に排便リズムを持ってもらうことも重要。

●‥‥塩類下剤

主な治療薬の製品名

酸化マグネシウム　マグコロール　マグミット
マグラックス　　　ミルマグ　　　硫酸マグネシウム
人工カルルス塩

薬の作用▶腸内に水分を引き寄せ、便を軟らかくして便通をよくする。
主な副作用▶腹痛、軟便、下痢、など。長期の大量服用や、特に腎臓の悪い人の場合、高マグネシウム血症（だるさ、吐き気、口が渇く、筋力低下、血圧低下、など）に注意。

◎⋯ 膨張性下剤

主な治療薬の製品名

バルコーゼ　　　カンテン

薬の作用▶便の水分吸収を促進させて便通をよくする。
主な副作用▶ほとんどない。人によっては吐き気や腹部膨満感、など。

◎⋯ 浸潤性下剤

主な治療薬の製品名

ビーマス

薬の作用▶便を軟らかくし、腸の運動を活発にすることで便通をよくする。
主な副作用▶安全で、重い副作用はほとんどない。人によっては腹痛を起こしたり、おなかがゴロゴロ鳴ることも。まれに胃腸の調子が悪くなることもあり、その際は速やかに医療関係者に報告する。

◎⋯ 糖類下剤

主な治療薬の製品名

D-ソルビトール　　　モニラック

薬の作用▶便を軟らかくしたり、腸の運動を亢進させて便通をよくする。
主な副作用▶腹痛、腹部膨満感、下痢、など。

○…小腸刺激性下剤

主な治療薬の製品名

加香ヒマシ油　　ヒマシ油

薬の作用▶小腸を刺激して腸管の運動を促進させ便通をよくする。
主な副作用▶悪心、嘔吐、腹痛、など。
服用上の注意▶即効性が高く、常習的な便秘には用いない。

○…大腸刺激性下剤

主な治療薬の製品名

アローゼン	テレミンソフト	プルゼニド
ラキソベロン	センノサイド	チャルドール
センナ	アジャストA	ヨーデルS
セチロ	ダイオウ	アロエ
シンラック	スナイリン	

薬の作用▶大腸を刺激して腸管の運動を亢進させ便通をよくする。
主な副作用▶重い副作用はほぼない。量が多すぎると吐き気、腹痛、軟便、下痢、など。
服用上の注意▶長期の連用により薬に耐性が生じることで、効果の減弱、さらには薬を服用しないと排便が困難になってしまうケースが見られる。

○…直腸刺激性下剤

主な治療薬の製品名

レシカルボン

薬の作用▶直腸粘膜を直接刺激して腸管の運動を活性化し、便通をよ

くする。
主な副作用▶使用後の一時的な腹痛、刺激感、など。ごくまれに顔面蒼白・息苦しさ・意識混濁などのショック症状。
服用上の注意▶長期の連用により薬に耐性が生じることで、効果の減弱、さらには薬を服用しないと排便が困難になってしまうケースが見られる。

●・・・自律神経系下剤

主な治療薬の製品名

ベサコリン　　　ワゴスチグミン

薬の作用▶副交感神経を刺激して胃腸の働きを活性化し、便通をよくする。
主な副作用▶胸焼け、吐き気、嘔吐、唾液過多、腹痛、下痢、動悸、頭痛、発熱、発汗、ほてり、など。
服用上の注意▶重篤な副作用はほとんどないが、飲みはじめや増量時、もしくは高齢者は、コリン作動性クリーゼという急性中毒に注意。

●・・・浣腸剤

主な治療薬の製品名

グリセリン浣腸

薬の作用▶肛門や直腸の粘膜を刺激して排便を促す。
主な副作用▶使用直後の腹痛(一時的なものであれば問題ない)、など。
使用上の注意▶長期の連用により薬に耐性が生じることで、効果の減弱、さらには薬を使用しないと排便が困難になってしまうケースが見られる。また、高齢者では脱水症状を起こす恐れもあるので注意。

漢方薬

便秘に用いられる主な漢方薬

- 三黄瀉心湯（さんおうしゃしんとう）
- 防風通聖散（ぼうふうつうしょうさん）
- 乙字湯（おつじとう）
- 麻子仁丸（ましにんがん）
- 大黄牡丹皮湯（だいおうぼたんぴとう）
- 大黄甘草湯（だいおうかんぞうとう）
- 桂枝加芍薬大黄湯（けいしかしゃくやくだいおうとう）
- 桃核承気湯（とうかくじょうきとう）
- 調胃承気湯（ちょういじょうきとう）
- 潤腸湯（じゅんちょうとう）

> **Column　加齢とともに増える便秘**
>
> 人は加齢とともに便秘になりやすくなっていきます。通常、年齢を重ねるごとに内臓の働きは低下していきます。なかでも腸の運動低下や、それに伴う便の水分不足などは便秘の大きな要因となります。食事の絶対量が減ることも一因です。そもそも食べた量以上に便はつくられません。
>
> このほか、日常的に服用する薬が増えることも便秘を誘発する要因です。特に抗生物質や抗うつ剤など、便秘の症状が出やすい薬を飲んでいる人は要注意といえます。

下痢

腸の機能が低下することで水分量の多い液状、泥状の便が排泄される状態。原因としては、腸の蠕動運動が亢進した「過敏性腸症候群」のほか、細菌やウイルス、刺激物の過剰摂取、ストレス、胃腸疾患、薬の副作用などがある。

ふだんからこんなところに気をつけましょう

・下痢の際の食事は、香辛料などの刺激物や根菜類など食物繊維の多

い素材を控える。少量ずつの摂取もポイント。
・腸内環境を整えて下痢を防ぐ乳酸菌製剤を積極的に摂る（**牛乳アレルギーがある場合は難しいので、事前に医療関係者に相談する**）。

整腸薬

主な治療薬の製品名

ビオスリー	ビオフェルミン	ミヤBM
ラックビー	エビオス	エンテロノンR
ビオラクチス	ビオスミン	レベニン
エントモール		

薬の作用▶腸内に善玉の乳酸菌を補うことで、腸内環境を整えて下痢を防ぐ。軽度の便秘にも効果を発揮。
主な副作用▶安全で、重い副作用はまずないと考えてよい。
服用上の注意▶ごくまれに、牛乳アレルギーの人などがアレルギー症状（下痢など）を起こすことも。

止痢薬

主な治療薬の製品名

次硝酸ビスマス	タンニン酸アルブミン	フェロベリン
ロペミン	アドソルビン	キョウベリン
タンナルビン		

薬の作用▶過剰な腸管の運動を抑えて下痢を止める。
主な副作用▶通常試用の範囲ではほぼ問題はない。口が渇く、腹部膨満感、食欲不振、吐き気、腹痛、便秘、発疹、など。一部の薬では長期連用により重度の便秘を起こすことも。

○・・・腸管内ガス駆除剤

主な治療薬の製品名

ガスコン

薬の作用▶胃や腸内のガスを体外に排出して膨満感などを取り去る。
主な副作用▶ほとんどない。まれに、軟便、下痢、胃部不快感、食欲不振、吐き気、など。

○・・・炎症性腸疾患薬

主な治療薬の製品名

アサコール　　サラゾピリン　　ペンタサ

薬の作用▶腸に炎症を起こす潰瘍性大腸炎やクローン病などを原因とする下痢に用いられる。
主な副作用▶食欲不振、吐き気、嘔吐、口内炎、胃痛、下痢、発疹、かゆみ、頭痛、めまい、など。

○・・・過敏性腸症候群治療薬

主な治療薬の製品名

イリボー　　　コロネル　　　トランコロン
ポリフル　　　マロゲン　　　イリコロンM

薬の作用▶腸内の水分量を調整して、便の硬さを排泄しやすい状態にする。下痢と便秘が繰り返される過敏性腸症候群の治療に用いる。
主な副作用▶口の渇き、吐き気、腹部膨満感、など。

◉ 漢方薬

下痢に用いられる主な漢方薬

五苓散（ごれいさん）　　桂枝人参湯（けいしにんじんとう）　　啓脾湯（けいひとう）
半夏瀉心湯（はんげしゃしんとう）　　香蘇散（こうそさん）　　真武湯（しんぶとう）
人参湯（にんじんとう）

Column　ふだんから取り組みたい便秘解消体操

便秘の解消には年齢に応じた対処の仕方が重要になります。

大量の水分摂取や食物繊維が多過ぎる食事は高齢者には向きません（適度であればもちろん問題はありません）。

誰でも手軽にできる解消法のひとつに体を動かすことがあります。特に高齢者では排便に要する筋力が低下しているケースも多く見られますが、次のような体操は筋力の保持・向上など便秘改善の大きな一助となります。ゲーム感覚で楽しみながら続けることが大切です。

【便秘体操】

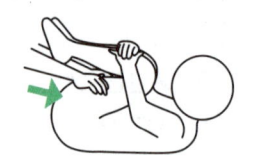

仰向けの状態で両膝を抱え込んでもらい、軽くお尻が浮くくらいの力で前後に揺り動かしてあげましょう。1回の目安は10回を1セットとして2〜3セットくらい。

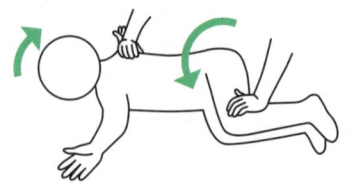

仰向けの状態で両腕を広げ、ひざを曲げてもらいます。その状態で、両肩を床につけたまま、左右に腰をひねります。1回の目安は10往復程度。

痔疾(じしつ)

肛門付近の炎症や潰瘍、静脈瘤、化膿などによる肛門の病気の総称。主な病態は痔核(いぼ痔)、裂肛(切れ痔)、痔ろうの3種類である。

> ふだんからこんなところに気をつけましょう

・治療中は香辛料などの刺激物やアルコール類は控えるよう促し、タバコもできる限り吸わないようにしてもらう。
・内服薬よりも効果の高い座剤は、体内への薬剤の吸収が早く、血中濃度も上昇しやすい。このため使用量には十分注意し、使用後も経過観察を怠らない。

抗炎症作用薬

主な治療薬の製品名

ネリプロクト　　プロクトセディル　ヘモナーゼ
サーカネッテン　ヘモリンガル　　　ボラギノールN

薬の作用 ▶ 痔の痛みや腫れ、出血などを抑える。
主な副作用 ▶ 重いものはほぼない。食欲不振、吐き気、下痢、発疹、かゆみ、など。

循環改善作用薬

主な治療薬の製品名

ヘモクロン　　　ボラザG　　　　タカベンス

薬の作用 ▶ 血行不良を改善し、内痔核の腫れや痛みを抑える。
主な副作用 ▶ 吐き気、腹痛、下痢、発疹、かゆみ、など。

●・・・肉芽形成促進作用薬

主な治療薬の製品名

強力ポステリザン　　ポステリザン

薬の作用▶傷んだ組織の修復。炎症や腫れも抑える。
主な副作用▶過敏症状（患部の発赤、腫れ、かゆみ、刺激感など）、患部の感染症（長期使用の場合）、傷の治りが遅れる、など。

●・・・局所収斂作用薬

主な治療薬の製品名

ヘルミチンS

薬の作用▶痛みやかゆみを緩和し、出血を抑える。
主な副作用▶ほとんどない。人によって過敏症状（患部の発赤、腫れ、かゆみ、刺激感など）。

●・・・漢方薬

痔疾に用いられる主な漢方薬

三黄瀉心湯（さんおうしゃしんとう）	大黄牡丹皮湯（だいおうぼたんぴとう）	桃核承気湯（とうかくじょうきとう）
黄連解毒湯（おうれんげどくとう）	桂枝茯苓丸（けいしぶくりょうがん）	麻杏甘石湯（まきょうかんせきとう）
乙字湯（おつじとう）	芎帰膠艾湯（きゅうききょうがいとう）	当帰芍薬散（とうきしゃくやくさん）
当帰建中湯（とうきけんちゅうとう）	補中益気湯（ほちゅうえっきとう）	六君子湯（りっくんしとう）

> ### Column 座剤の介助法について
>
> 195ページに記した条件を満たしている場合においては、服薬の介助の一環として、被介護者に対する肛門からの座剤の挿入が認められています。手順は以下のとおりです。
> ①排泄や入浴のあと、もしくは就寝前などに行う。
> ②手を洗ってからビニールなどの手袋を着用し、肛門ならびに周囲を清潔にする。
> ③側臥位の体勢になってもらい、片足を腹部まで曲げる。
> ④体の力を抜いてもらった状態で座剤を挿入する（呼吸は自然に。介護者が緊張しないようリラックスしてもらう）。
> ⑤挿入後は衣服を着用し、同じ姿勢を2～3分保ってもらう。

5 内分泌・代謝系疾患

糖尿病

血液中のブドウ糖の量が増え、高血糖*の状態になる疾患。血糖を下げる働きを持つインスリンの分泌不足や働きの低下が要因。

* 血糖値が、空腹時で126mg/dl以上、あるいは随時200mg/dl以上の状態（日本糖尿病学会の診断基準より抜粋）

> ふだんからこんなところに気をつけましょう

・合併症の最大要因ともいえる肥満を防ぐために、日々の運動ならびに何らかの身体活動は必須。
・歯周病になりやすくなるとされていることから、口腔清掃には特に注力する。

○…インスリン製剤

主な治療薬の製品名

イノレット	ノボラピッド	ヒューマログ
ペンフィル	ランタス	レベミル
アピドラ	ノボリン	ヒューマリン
ヒューマカート	ヒューマログミックス	

薬の作用▶インスリンを直接補って血糖値を下げる。
主な副作用▶本来、体内で生成されるものだけに、薬自体の副作用はないといえる。
使用上の注意▶効果が出すぎると低血糖による症状（ふるえ、冷感、

動悸、冷や汗、倦怠感、など。重度の場合、けいれん、意識喪失などのケースも）が起きてしまう。

○･･･スルホニル尿素薬（SU薬）

主な治療薬の製品名

アマリール	オイグルコン	グリミクロン
ジメリン	ヘキストラスチノン	ダオニール

薬の作用▶すい臓のβ細胞を刺激してインスリンの分泌を促進させ、血糖値を下げる。

主な副作用▶特に注意したいのが低血糖（ふるえ、冷感、動悸、冷や汗、倦怠感、など。重度の場合、けいれん、意識喪失などのケースも）。

服用上の注意▶高齢者は慢性的な低血糖状態になりやすいため、1回の服用量や服用時間を厳守することが重要である。

○･･･グリニド系薬剤

主な治療薬の製品名

グルファスト	シュアポスト	スターシス
ファスティック	グルベス	

薬の作用▶速攻型のインスリン分泌促進薬。すい臓のβ細胞を刺激してインスリンの分泌を促進させ、血糖値を下げる。

主な副作用▶特に注意したいのが低血糖（ふるえ、冷感、動悸、冷や汗、倦怠感、など。重度の場合、けいれん、意識喪失などのケースも）。

服用上の注意▶高齢者は慢性的な低血糖状態になりやすいため、1回の服用量や服用時間を厳守することが重要である。

◯ α-グルコシダーゼ阻害薬

主な治療薬の製品名

グルコバイ　　　セイブル　　　ベイスン

薬の作用▶糖分の消化吸収を遅らせて、食後の高血糖を改善する。
主な副作用▶飲みはじめの時期、人によってはおなかの調子が悪くなることも。腹部膨張感、おなかの鳴り、おなら、腹痛、軟便、下痢、便秘、食欲不振、吐き気、嘔吐、など。
服用上の注意▶他の血糖値を下げる薬と併用している場合は、服用後、低血糖の状態になる可能性があるので、経過観察を怠らないこと。

◯ ビグアナイド系薬剤（BG薬）

主な治療薬の製品名

グリコラン　　　ジベトス　　　メトグルコ
メデット　　　　メルビン

薬の作用▶主に肝臓での糖の生成を抑えて血糖値を下げる。
主な副作用▶食欲不振、吐き気、嘔吐、腹痛、下痢、など。一部の薬では乳酸アシドーシス（血液中に乳酸がたまり血液が酸性になった状態）を起こす可能性もあり、先述した副作用症状が初期症状として現れるケースも。こうした場合には速やかに医療関係者に報告する。

◯ インスリン抵抗性改善薬

主な治療薬の製品名

アクトス

薬の作用 ▶ インスリンに対する体の感受性を高めることで血糖値を下げる。

主な副作用 ▶ 特に注意したいのがむくみ（浮腫）。インスリン併用時には3割近い人に現れるとされている。また、心臓の弱い人では心不全の恐れもある。手足のむくみや急激な体重の増加、動悸などの症状が現れたら、速やかに医療関係者に報告する。

服用上の注意 ▶ 他の血糖値を下げる薬と併用している場合は、服用後、低血糖の状態になる可能性があるので、経過観察を怠らないこと。

●…合剤（糖尿病治療薬）

主な治療薬の製品名

ソニアス　　　　メタクト

薬の作用 ▶ インスリンの分泌促進や、作用を高めるなど、配合された2種類の製剤により血糖値を下げる。

主な副作用 ▶ 特に注意したいのがむくみ（浮腫）。インスリン併用時には3割近い人に現れるとされている。また、心臓の弱い人では心不全の恐れもある。手足のむくみや急激な体重の増加、動悸などの症状が現れたら、速やかに医療関係者に報告する。このほか、乳酸アシドーシス（血液中に乳酸がたまり血液が酸性になった状態）の症状が現れたときも速やかに医療関係者に報告する。

服用上の注意 ▶ 高齢者は慢性的な低血糖状態になりやすいため、1回の服用量や服用時間を厳守することが重要である。

○･･･アルドース還元酵素阻害薬

主な治療薬の製品名

キネダック

薬の作用▶糖尿病の合併症でもっとも多い糖尿病性末梢神経障害の各症状（手足のしびれ、知覚麻痺、神経痛など）を緩和する。
主な副作用▶少ないが、吐き気、嘔吐、食欲不振、下痢、腹痛、など。人によっては肝臓、腎臓の機能低下が見られることも。

○･･･DDP-Ⅳ阻害薬

主な治療薬の製品名

エクア	グラクティブ	ジャヌビア
ネシーナ	トラゼンタ	テネリア
スイニー	オングリザ	

薬の作用▶インスリン分泌を促進するインクレチンというホルモンの分解を阻害して、血糖値を下げる。
主な副作用▶重篤なものはほぼない。腹痛、便秘、発疹、など。
服用上の注意▶他の血糖値を下げる薬と併用している場合は、服用後、低血糖の状態になる可能性があるので、経過観察を怠らないこと。また、高齢者は慢性的な低血糖状態になりやすいため、1回の服用量や服用時間を厳守することが重要である。

Column　真の恐怖は合併症にあり！

「沈黙の病気」とも称される糖尿病は、まさに自覚症状が見えにくい疾患です。典型的な症状も、頻尿や足腰のだるさ、のどの渇きなど、「少々生活に不便かな？」という程度のもの。

そこで放置されがちな疾患なのですが、適切な治療・生活習慣の改善を行わないと、自覚症状はなくとも体の中で（特に血管の中で）症状はどんどん進行していきます。

そしてやってくるのが、糖尿病に起因するさまざまな疾病、いわゆる「合併症」です。なかでも、失明の最大要因となる「糖尿病網膜症」、最悪の場合は壊疽を引き起こす「糖尿病神経障害」、腎不全の要因となる「糖尿病腎症」は「三大合併症」と呼ばれ、QOL・ADLを著しく低下させるのはもちろん、最悪、死にいたるケースも少なくありません。

こうした状況を予防するには、正しい服薬はもちろん、食生活の見直しや、ちょっとした運動など、日々の小さな積み重ねが、大切だといえます。

脂質異常症

血液中の脂質（コレステロール、中性脂肪）が診断基準値＊を超えた（下回った）状態。自覚症状はほとんどないが、放っておくと脳・心臓疾患など重篤な疾病の要因になることも。

＊　LDLコレステロールが140mg/dl以上、あるいはHDLコレステロールが40mg/dl未満、もしくは中性脂肪が150mg/dl以上（日本動脈硬化学会の診断基準より抜粋）

> ふだんからこんなところに気をつけましょう

・薬物療法だけに頼らず、食生活や運動など生活習慣の改善が行えるようサポートする。
・喫煙者には禁煙を促す（動脈硬化、ひいては死にいたる疾患を予防するため）。

◯・・・HMG-CoA還元酵素阻害薬

主な治療薬の製品名

クレストール	メバロチン	リバロ
リピトール	リポバス	ローコール
プラバスタチン		

薬の作用▶体内のコレステロールの生合成を抑えることなどで、血中のLDLコレステロールを低下させる。

主な副作用▶吐き気、腹痛、胃部不快感、肝機能異常、など。高齢者や腎機能の低下している人、あるいはフィブラート系薬剤（下記）と併用している場合は、筋肉が障害を受ける黄紋筋融解症に注意。足のふくらはぎなどに筋肉痛が現れた際には速やかに医療関係者に報告する。

◯・・・フィブラート系薬剤

主な治療薬の製品名

トライコア	ベザトール	リピディル
リポクリン	ベザリップ	ビノグラック

薬の作用▶中性脂肪の生合成を抑えたり、分解を促進することで、血中のHDLコレステロールを増やし、LDLコレステロールを微減させる。

主な副作用▶吐き気、腹痛、胃部不快感、肝機能異常、など。高齢者や腎機能の低下している人、あるいはHMG-CoA還元酵素阻害薬（上記）と併用している場合は、筋肉が障害を受ける黄紋筋融解症に注意。足のふくらはぎなどに筋肉痛が現れた際には速やかに医療関係者に報告する。

○···小腸コレステロールトランスポーター阻害薬

主な治療薬の製品名

ゼチーア

薬の作用 ▶ 小腸でのコレステロール吸収を抑えて、血中のHDLコレステロールを増やし、LDLコレステロールを微減させる。

主な副作用 ▶ 比較的少ない。人によって、吐き気、腹痛、便秘、下痢、肝機能異常、など。特にHMG-CoA還元酵素阻害薬(前ページ参照)やフィブラート系製剤(前ページ参照)など他の脂質異常症治療薬と併用する場合は注意が必要。足のふくらはぎなどに筋肉痛が現れた際には速やかに医療関係者に報告する。

○···陰イオン交換樹脂

主な治療薬の製品名

クエストラン　　コレバイン

薬の作用 ▶ 胆汁酸の排泄を促進して、結果的にコレステロール値を低下させる。

主な副作用 ▶ 服用者の1割程度に便秘が現れるとされている。ほかに比較的少ないが、腹部膨満感、食欲不振、吐き気、下痢、軟便、腹痛、など。

○···ニコチン酸系薬剤

主な治療薬の製品名

コレキサミン　　ペシリット　　ユベラN

薬の作用 ▶ 中性脂肪とLDLコレステロールを減少させ、HDLコレス

テロールを増加させる。

主な副作用 ▶ 重篤なものはまずない。多いのは紅潮（顔や体が赤くなる）、ほてり、かゆみ、など。基本的には徐々に慣れていくものだが、症状がひどいときは医療関係者に報告する。

服用上の注意 ▶ 重度の低血圧や傷などから出血がある人は使用できないことがある。また、糖尿病や痛風を患っている人では病状が悪化する恐れもある。

プロブコール製剤

主な治療薬の製品名

シンレスタール　　ロレルコ

薬の作用 ▶ 胆汁中のコレステロール排泄を促進するとともに、コレステロールの生合成を抑え、総コレステロール値を低下させる。

主な副作用 ▶ 比較的少ない。軟便、下痢、腹痛、吐き気、食欲不振、など。

植物ステロール

主な治療薬の製品名

トコオール　　ハイゼット

薬の作用 ▶ コレステロールの代謝を促すとともに合成を阻害し、血液中のコレステロールを減らす。

主な副作用 ▶ ほとんどない。発疹、かゆみ、など。

◯ 多価不飽和脂肪酸

主な治療薬の製品名

エパデール　　　ソルミラン　　　ロトリガ

薬の作用▶魚油由来の成分（EPA、DHA）で、中性脂肪を減らす働きがある。

主な副作用▶重篤なものはまずない。人によって、胃部不快感、吐き気、など。

服用上の注意▶「鼻血が出やすくなった」「青あざが消えにくい」「歯ぐきから出血するようになった」など出血しやすい症状が現れた場合は、速やかに医療関係者に報告する。

Column　日常における留意点

　自覚症状に乏しいことから、糖尿病が「沈黙の病気」と称されていることは104ページで紹介しましたが、そんな糖尿病に勝るとも劣らぬ沈黙っぷりなのが脂質異常症です。まさに「糖尿病以上に自覚症状に乏しい」といえます。そして糖尿病同様、放っておけば恐ろしい結末が。そこで大切なのは、これも糖尿病と同じく、食事、運動など生活習慣の改善です。

　例えば、マヨネーズ、チーズ、しらす、エビなど脂肪分や動物性たんぱく質の多い食品を控えたり、海藻類、ごぼう、オクラ、きのこ類など血液中のコレステロール排泄を促進する食品を積極的に摂るような食生活を提案するのもひとつでしょう。

　タバコを吸っている方であれば、禁煙できる環境づくりを考えてみたいものです（喫煙はHDLコレステロールを減少させるといわれています）。

　脂質異常症は、他の病気や飲んでいる薬の副作用などから発症するケースもあります。そこで、ふだんから被介護者の体調

1　内分泌・代謝系疾患

の変化（身体活動、体重、血圧、など）を見逃さないようにすることも大切です。

痛風・高尿酸血症

　読んで字のごとく「風が吹いただけでも痛い」疾患。体内でつくられる尿酸の産生と排泄のバランスが崩れ、血液中の尿酸値（血清尿酸値）が異常に高くなった状態＊が続くことで炎症症状が起こる。

＊　血清尿酸値が7.0mg/dlを超えた状態（日本痛風・核酸代謝学会「高尿酸血症・痛風の治療ガイドライン第2版」より抜粋）。

ふだんからこんなところに気をつけましょう

・一般に体内の水分量が減少する高齢者は尿酸値が高くなりやすく、高尿酸血症が多発するため、十分な水分摂取を心がけてもらう（ただし、腎機能が低下している人などは水分過多になるとむくみやすくなるため、事前に医療関係者に相談するのが望ましい）。
・尿酸のもとになるプリン体を多く含む食品（114ページ参照）の摂取を制限するよう促す。

痛風治療薬

主な治療薬の製品名

コルヒチン

薬の作用▶痛風発作を抑える。発作の初期段階に用いることで効果が期待できる。
主な副作用▶3錠/日程度であればほぼ心配ないが、多量に服用した場合は、吐き気、嘔吐、腹痛、下痢などの胃腸症状が必

ず発現する。指示された服用量を守るとともに、副作用の症状が長引くときは医療関係者に報告する。

●…尿酸生成抑制薬

主な治療薬の製品名

ザイロリック　　フェブリク　　アロシトール
サロベール　　　リボール

薬の作用 ▶ 痛風発作の予防薬。体内の尿酸の合成を抑えて、尿酸値を下げる働きを持つ。

主な副作用 ▶ 飲みはじめのころ、一時的に痛風発作を誘発することがある。関節から尿酸の結晶が溶出することに起因するが、この現象は治療の過程のひとつともいえる。このほか、人によっては、食欲不振、吐き気、腹痛、下痢、だるさ、肝機能障害、など。

●…尿酸排泄促進薬

主な治療薬の製品名

ユリノーム　　　ベネシッド　　　パラミヂン

薬の作用 ▶ 痛風発作の予防薬。体外への尿酸の排泄を促し、尿酸値を下げる。

主な副作用 ▶ 飲みはじめのころ、一時的に痛風発作を誘発することがある。関節から尿酸の結晶が溶出することに起因するが、この現象は治療の過程のひとつともいえる。ほかに、食欲不振．吐き気、胃部不快感、軟便．下痢、発疹、かゆみ．など。

服用上の注意 ▶ 尿酸の排泄促進により尿路結石ができやすくなるため、服薬中は十分に水分を摂取してもらう。

◉･･･尿アルカリ化薬

主な治療薬の製品名

ウラリット

薬の作用▶尿路結石ができるのを防ぐ。通常、尿酸排泄促進薬（前ページ）と併用される。

主な副作用▶比較的少ない。人によっては、吐き気、胃部不快感、軟便、下痢、など。

◉･･･非ステロイド性抗炎症薬（NSAIDs）

主な治療薬の製品名

ナイキサン　　　ボルタレン　　　インダシン
ニフラン　　　　アルボ

薬の作用▶痛風発作の腫れや痛みを緩和する。

主な副作用▶高齢者や長期の服用、あるいは胃腸の弱い人では、口内炎、食欲不振、吐き気、嘔吐、胃痛、腹痛などの症状が現れやすい。人によっては、発疹、じんましん、喘息、肝臓・腎臓の機能低下を起こす恐れも。

Column 「痛風の天敵はビール」って本当？

 昔から「ぜいたく病」などと呼ばれていた痛風。確かに、尿酸をつくり出すプリン体が多く含まれる食品の中には高級食材も目につきます。ですが、もちろんそれだけに偏っているわけではありません。これと似たケースで「ビールにはプリン体が多い」「ビールを飲むから痛風が悪化する」といった話を耳にしたことはありませんか？ さて本当にそうなのでしょうか？

 次ページの表は痛風財団の「食品中プリン体含有量」から一部を抜粋したものですが、こちらをご覧いただければ一目瞭然。特段、ビールにプリン体が多いわけではない、どころか、他の食品と比較しても非常に少ない数値です（3位のビール酵母とは、ビールを発酵させるために用いる酵母で、一般に市販されているビールには含まれていません）。ビール＝痛風の原因という風潮には、①他のアルコール類と比べて含有量が多いから ②アルコールを分解する際に尿酸が産生され、また尿酸の排泄を阻害するから、などの背景があると考えられています。

 もちろん、ビールにもプリン体が含まれていますから、当然痛風の原因のひとつであり、たとえ微量でも飲み過ぎてしまえばより多くのプリン体を摂取することになってしまいます。ただ、ビールだけを悪者にして「焼酎やウィスキーなら大丈夫♪」という誤った考えを持つことのないよう、ご注意ください。

■食品中プリン体含有量 (mg/100g)

No	食品	含有量	No	食品	含有量	No	食品	含有量	No	食品	含有量
1	DNA/RNA	21493.6	43	鶏肉砂嚢	142.9	85	タラバガニ	99.6	127	えのきだけ	49.4
2	クロレラ	3182.7	44	ひらたけ	142.3	86	舞茸	98.5	128	ピーナッツ	49.1
3	ビール酵母	2995.7	45	ニシン	139.6	87	ハタハタ	98.5	129	白味噌	48.8
4	ニボシ	746.1	46	サワラ	139.3	88	牛肉ヒレ	98.4	130	おから	48.6
5	カツオブシ	493.3	47	生ハム	138.3	89	羊肉マトン	96.2	131	枝豆	47.9
6	ローヤルゼリー	403.4	48	鶏肉手羽	137.5	90	ブタカタロース	95.1	132	笹かまぼこ	47.8
7	肝(酒蒸し)	399.2	49	タコ	137.3	91	ワカサギ	94.8	133	焼きちくわ	47.7
8	干し椎茸	379.5	50	ウニ	137.3	92	さきいか	94.4	134	コンビーフ	47
9	鶏肉レバー	312.2	51	ズワイガニ	136.4	93	羊肉ラム	93.5	135	Viennaソーセージ	45.5
10	マイワシ	305.7	52	ドジョウ	136	94	ウナギ	92.1	136	醤油	45.2
11	イサキ白子	305.5	53	ヒラメ	133.4	95	ブタロース	90.9	137	もやし	44.7
12	ブタレバー	284.8	54	アユ	133.1	96	ブタカタバラ	90.8	138	大麦	44.3
13	大正エビ	273.2	55	缶詰サーモン	132.9	97	牛肉タン	90.4	139	青汁粉末(ケール)	40.2
14	マアジ	245.8	56	ブロッコリースプラウト	129.6	98	牛肉カタロース	90.2	140	おくら	39.5
15	オキアミ	225.7	57	アイナメ	129.1	99	鯨肉tailmeat	87.6	141	玄米	37.4
16	牛肉レバー	219.8	58	マダイ	128.9	100	牛肉第1胃	83.9	142	そら豆	35.5
17	カツオ	211.4	59	メバル	124.2	101	ブタカタ	81.4	143	胚芽米	34.5
18	マイワシ	210.4	60	鶏肉モモ	122.9	102	レバーペースト	80	144	醤油ラーメン(スープ)	32.7
19	サンマ	208.8	61	マサバ	122.1	103	タコワタ	79.8	145	鳴門巻き	32.4
20	クルマエビ	195.3	62	ブリ	120.8	104	牛肉ブリスケ	79.2	146	アーモンド	31.4
21	ブタ腎臓	195	63	タラコ	120.7	105	乾燥小豆	77.6	147	豆腐冷奴	31.1
22	スルメイカ	186.8	64	サラミ	120.4	106	牛肉カタバラ	77.4	148	なめこ	28.5
23	牛肉心臓	185	65	ブタヒレ	119.7	107	ホタテ	76.5	149	板かまぼこ	26.4
24	カキ	184.5	66	鶏肉皮	119.7	108	蕎麦粉	75.9	150	白米	25.9
25	ニジマス	180.9	67	スズキ	119.5	109	ブタバラ	75.8	151	小麦粉(中力粉)	25.8
26	牛肉腎臓	174.2	68	赤アマダイ	119.4	110	牛肉リブロース	74.2	152	小麦粉(強力粉)	25.8
27	乾燥大豆	172.5	69	サケ	119.3	111	ボンレスハム	74.2	153	魚ソーセージ	22.6
28	ホウレンソウ[芽]	171.9	70	ブタ心臓	119.2	112	貝割れ大根	73.2	154	豆乳	22
29	マアジ	165.3	71	缶詰ツナ	116.9	113	ブタ肉クビ	70.5	155	湯豆腐(3分)	21.9
30	(卵)	162.5	72	納豆	113.9	114	ブロッコリー	70	156	カズノコ	21.9
31	ヤリイカ	160.5	73	ブタランプ	113	115	あんこう身生	70	157	豚骨ラーメン(麺)	21.6
32	明太子	159.3	74	マガレイ	113	116	ツミレ	67.7	158	さつま揚げ	21.4
33	マグロ	157.4	75	鯨肉アカミ	111.3	117	プレスハム	64.4	159	グリンピース缶詰	18.8
34	サンマ	154.9	76	牛肉モモ	110.8	118	赤味噌	63.5	160	小麦粉(薄力粉)	15.7
35	トビウオ	154.6	77	ブタカタスネ	107.6	119	ベーコン	61.8	161	スジコ	15.7
36	鶏肉ササミ	153.9	78	牛肉スネ	106.4	120	イカワタ	59.6	162	柿の種	14.1
37	カニミソ	152.2	79	ハマグリ	104.5	121	豆もやし	57.4	163	チーズ	5.7
38	イサキ	149.3	80	肝(生)	104.3	122	カリフラワー	57.2	164	ビール	3.3〜6.9
39	赤カマス	147.9	81	ブタタン	104	123	ボタンエビ	53.4	165	イクラ	3.7
40	アサリ	145.5	82	牛肉ミスジ	104	124	ホウレンソウ[葉]	51.4	166	鶏卵	0
41	シバエビ	144.2	83	コイ	103.2	125	Frankfurtソーセージ	49.8	167	うずら卵	0
42	キス	143.9	84	牛肉クビ	100.6	126	つくりたけ	49.5	168	牛乳	0

甲状腺疾患

甲状腺は、水分の排出や骨形成など体の基礎代謝に関わるホルモンを分泌している臓器。このホルモンは多過ぎても少な過ぎても体に問題を起こす。大別すると、過剰な場合は甲状腺機能亢進症、不足した場合は甲状腺機能低下症となる。

> ふだんからこんなところに気をつけましょう

・甲状腺の機能が亢進した際の症状で多いのが、動悸や息切れ、不整脈など。一方、甲状腺機能が低下すると、元気・活気がなくなり、疲労感や脱力感、食欲低下、記憶力・集中力の減退など、うつ病と似た症状が現れるケースが多い。いずれも高齢者によく見られる症状だけに見過ごしてしまいがちだが、被介護者の変化で気になるところがあれば、積極的に医療関係者に相談したい。

●…甲状腺ホルモン薬

主な治療薬の製品名

チラージン　　　チラージンS　　　チロナミン

薬の作用▶甲状腺ホルモンを補う。甲状腺機能低下症などの治療に用いる。

主な副作用▶重篤なものはまずないが、効果が上がりすぎると、動悸や不整脈、ふるえ、発汗、めまい、などが起こる。人によっては不眠などの症状も。症状が治まらないときは医療関係者に報告する。めったにないが、高齢者やもともと心臓の悪い人、薬を増量した際などは、念のため、狭心症の発作に注意。

服用上の注意▶甲状腺ホルモン薬は、服用開始から一定量に達すると、

定期的に服用しなくても薬の効果が落ちず、症状が安定する。しかし、こうした場合でも自己判断で服用を中止せず、医師の指示に従って継続する。

抗甲状腺薬

主な治療薬の製品名

チウラジール　　プロパジール　　メルカゾール

薬の作用▶甲状腺ホルモンの合成を抑制する。バセドウ病など甲状腺機能亢進症の治療に用いられる。

主な副作用▶比較的多いのが飲みはじめの時期の皮膚疾患。発疹、じんましん、発赤、かゆみ、など。症状がひどいときは医療関係者に報告する。また、甲状腺ホルモンの低下により、一時的な甲状腺の腫れから、筋肉痛、関節痛を起こすこともある。まれに白血球の異常減少など血液障害が起こることも。服用中、高熱やのどの痛みなどが起きたときは、速やかに医療関係者に報告する。

ヨウ素

主な治療薬の製品名

ヨウ化カリウム　　ヨウ化ナトリウム　　ヨウレチン

薬の作用▶体内の甲状腺ホルモンを生成する働きと、甲状腺ホルモンの過剰分泌を抑える働きを持つ。

主な副作用▶比較的少ないが、吐き気や嘔吐、胃痛、下痢、発疹、じんましん、など。長期の大量服用で甲状腺機能低下やヨウ素中毒、など。

> **Column** **甲状腺疾患の傾向**
>
> 甲状腺疾患がなぜ発症するのか、その明確な原因が何であるのかは現在ではまだよくわかっていません。ただ、いくつものタイプに分類される甲状腺疾患のなかで、ある種の疾患については遺伝とある程度関係があるといわれています。
>
> このほか、患者数から見て、男性よりも女性のほうがかかりやすい病気であることもわかっています。

むくみ（浮腫）

何らかの原因で体内にたまった余分な水分が、主に末端の組織（手足や顔など）に貯留した状態をいう。一般に、腎臓、心臓、肝臓の機能低下などに起因するケースが多い。

ふだんからこんなところに気をつけましょう

・簡単なむくみの解消法としては「患部を体より高い位置に保つ」というのがあります。例えば足のむくみであれば、横になり、クッションなどで足を高くするだけでも緩和されます。
・塩分の摂り過ぎもむくみの要因のひとつ。過剰であれば、できるだけ減塩を推奨する。

○…サイアザイド系利尿薬

主な治療薬の製品名

ナトリックス	ニュートライド	フルイトラン
ベハイド	ダイクロトライド	

薬の作用 ▶ 余分な水分を塩分とともに尿に排出する。
主な副作用 ▶ 飲みはじめの時期はだるさ、めまい、ふらつきを感じることが多い（徐々に慣れる）。少量であればほとんどないが、多量の服用で脱水症状や強度のめまい、立ちくらみを起こすことも。特に高齢者は注意したい。

ループ系利尿薬

主な治療薬の製品名

アレリックス　　オイテンシン　　ダイアート
ラシックス　　　ルプラック　　　ルネトロン

薬の作用 ▶ 体内の水分を塩分などとともに尿に排出する。
主な副作用 ▶ 特に高齢者は以下の症状に注意したい。効果が出すぎると脱水症状や低血圧などにより、重度の脱力感、めまいを起こすことがある。だるさ、筋力低下、動悸、のどの渇きなどの症状を呈する低カリウム血症、低ナトリウム血症も少なくない。まれに尿酸値が上がったり、一時的な耳鳴り・耳の聞こえづらさが起こることも。

カリウム保持性利尿薬

主な治療薬の製品名

アルダクトンA　　アルマトール　　ジウテレン
トリテレン

薬の作用 ▶ 余分な水分を塩分とともに尿に排出する。
主な副作用 ▶ 女性化乳房、性欲減退、多毛、だるさ、めまい、食欲不振、吐き気、発疹、じんましん、など。

炭酸脱水酵素抑制薬

主な治療薬の製品名

ダイアモックス

薬の作用 ▶ 余分な水分を塩分とともに尿に排出する。
主な副作用 ▶ 重篤なものはほとんどない。比較的多いのが吐き気、嘔吐、食欲不振、手足のしびれ感、多尿、など。長期、多量の服用で低カリウム血症（だるさ、筋力の低下、動悸、便秘など）を起こすことがある。ごくまれに重度の皮膚症状が出ることも。発疹や発熱が見られたときは速やかに医療関係者へ報告する。

漢方薬

むくみに用いられる主な漢方薬

防風通聖散（ぼうふうつうしょうさん）　五苓散（ごれいさん）　柴苓湯（さいれいとう）
猪苓湯（ちょれいとう）　牛車腎気丸（ごしゃじんきがん）　当帰芍薬散（とうきしゃくやくさん）
八味地黄丸（はちみじおうがん）　木防已湯（もくぼういとう）　防已黄耆湯（ぼういおうぎとう）

Column　カリウム不足を補う食材

　カリウム保持性利尿薬（前ページ参照）以外のお薬は、低カリウム血症を引き起こす可能性があります。そこで服用している薬剤によっては、ふだんの食事でもカリウムの補給を意識しましょう。

　カリウムは野菜や果物、海藻類に多く含まれており、具体的には、こんぶ、わかめ、ひじき、切干大根、ほうれん草、納豆、里芋、などがあります。

5　内分泌・代謝系疾患

6 精神・神経系疾患

認知症

思考、記憶、判断、コミュニケーションなど日常生活に欠かせない脳の働き（認知機能）が、何らかの脳の異常で顕著に低下し、日常生活に支障をきたすようになった状態。

さまざまな種類があるなかでも、「アルツハイマー型認知症」「脳血管性認知症」「レビー小体型認知症」は三大認知症といわれ、全認知症の9割近くを占める。

ふだんからこんなところに気をつけましょう

・まずは認知症の被介護者の想いを汲み取るところから。特に初期では日常の精神活動における多大な変化から、孤独やストレスを感じることが多くなるため、丁寧で寛容な対応が重要とされる。
・治療薬の種類によって不整脈や潰瘍、喘息などの症状が現れる場合もあるため、服薬後のケア（脈や呼吸状態、胃痛、腹痛の有無など）を怠らない。

● コリンエステラーゼ阻害薬

主な治療薬の製品名

アリセプト　　　レミニール　　　リバスタッチ
イクセロン

薬の作用 ▶ 不足した脳内物質を補い、症状を軽快させる。アルツハイマー型認知症に用いられる。

主な副作用 ▶ 重篤なものはまれ。食欲不振、吐き気、嘔吐、下痢、便秘、腹痛、など。心臓病の既往があったり、胃弱の人は、徐脈（脈が遅くなる）、胃潰瘍などが生じることも。

●・・・NMDA受容体拮抗薬

主な治療薬の製品名

メマリー

薬の作用 ▶ 過剰な脳内物質を抑え、症状を軽快させる。アルツハイマー型認知症に用いられる。
主な副作用 ▶ 飲みはじめに多く見られるのが、めまい、ふらつき、転倒、など。重いものは少ないが、人によっては頭痛、眠気、食欲不振、便秘、など。まれに、けいれん性の症状が現れることも。

●・・・非定型抗精神病薬

主な治療薬の製品名

| エビリファイ | ジプレキサ | セロクエル |
| リスパダール | ルーラン | ロナセン |

薬の作用 ▶ 気持ちの高ぶりや不安感などを鎮める。さまざまな精神症状から心をおだやかにする。
主な副作用 ▶ 比較的多いのは、眠気、めまい、立ちくらみ、動悸、吐き気、食欲不振、食欲亢進、体重増加、口が渇く、便秘、排尿困難、など。
服用上の注意 ▶ 服用量が多くなると、手のふるえ、こわばりほか、パーキンソン病と類似した症状が出やすくなる。

漢方薬

認知症に用いられる主な漢方薬

- 三黄瀉心湯（さんおうしゃしんとう）
- 柴胡加竜骨牡蛎湯（さいこかりゅうこつぼれいとう）
- 加味帰脾湯（かみきひとう）
- 黄連解毒湯（おうれんげどくとう）
- 釣藤散（ちょうとうさん）
- 真武湯（しんぶとう）
- 桂枝茯苓丸（けいしぶくりょうがん）
- 抑肝散（よくかんさん）

Column　もの忘れから見た認知症と老化現象の違い

　加齢に伴う通常のもの忘れと認知症、その大きな違いは脳機能の低下するスピードです。老化の場合、長期にわたって緩やかに機能低下していくのに対し、認知症の低下は短期間で急激です。このほか認知症では「社会生活への支障」「性格の変化」などの特徴があります。

【老化による「もの忘れ」】
・食事の内容など体験の一部分を忘れる。
・もの忘れの自覚がある（忘れていたことを理解できる）。
・人物や場所などは覚えている（家族や自宅の場所は忘れない）。

【認知症による「もの忘れ」】
・体験のすべて（体験自体）を忘れてしまう。
・もの忘れをした自覚がない（忘れたこと自体を理解できない）。
・人物、場所などがわからなくなる。

うつ病

精神的・肉体的なストレスなど、種々の理由から脳の機能障害が生じている状態。脳が正常に働いていないので思考が否定的、閉鎖的になり、意欲や喜びも低下する。

> ふだんからこんなところに気をつけましょう

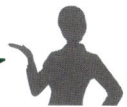

・うつは単なる気の持ちようではなく、純然たる病気であることを理解し、薬物療法とともに、接し方にも留意する。例えば「がんばって」「できますよ」など励ましの言葉は、かえって相手を追い込んでしまうケースがほとんど。相手の話を傾聴し、共感・同調の言葉（大変ですね等）をかけるよう意識する。
・うつの薬は効果が出るまでに時間を要するものや、副作用が出やすいものがあることから、服用前にこうした点を説明しておくことが重要である。

●…選択的セロトニン再取り込み阻害薬（SSRI）

主な治療薬の製品名

ジェイゾロフト　　デプロメール　　パキシル
ルボックス　　　　レクサプロ

薬の作用 ▶ 気分に関わる神経伝達物質セロトニンの再取り込みを阻害して、ゆううつな気分を緩和し、意欲を高める。
主な副作用 ▶ 比較的安全性が高い。飲みはじめに吐き気、口の渇き、便秘、など。食欲不振、下痢、眠気、めまい、頭痛、など。人によっては神経過敏、不安感、イライラ、など。

●・・・セロトニン・ノルアドレナリン再取り込み阻害薬（SNRI）

主な治療薬の製品名

トレドミン

薬の作用 ▶ 2つの神経伝達物質の再取り込みを阻害し、意欲を高め、不安感を緩和して気分を楽にする。

主な副作用 ▶ 比較的安全性が高い。口の渇き、吐き気、嘔吐、便秘、眠気、など（従来の抗うつ薬に比べるとかなり軽減されている）。高齢者では排尿困難や頻脈、動悸、血圧上昇が起こるケースも（こうした症状が出た場合は、速やかに医療関係者に報告する）。

●・・・三環系抗うつ薬

主な治療薬の製品名

アモキサン	トフラニール	トリプタノール
ノリトレン	アナフラニール	スルモンチール
アンプリット	プロチアデン	

薬の作用 ▶ 神経伝達物質（ノルアドレナリンとセロトニン）の量を増やし、ゆううつな気分を和らげて意欲を高める。

主な副作用 ▶ 口の渇き、眠気、めまい、便秘、立ちくらみ、など。症状がひどいときは医療関係者に報告する。ほかに手のふるえ、目のかすみ、排尿困難、動悸、など。

服用上の注意 ▶ めまいや眠気などの副作用が出やすくなるため、飲酒は控えてもらう。

●… 四環系抗うつ薬

主な治療薬の製品名

テシプール　　　テトラミド　　　ルジオミール

薬の作用 ▶ 脳内の神経伝達物質ノルアドレナリンの量を増やして、ゆううつな気分の緩和・意欲の向上。

主な副作用 ▶ 三環系に比べて少ないが、口の渇き、眠気、めまい、便秘、立ちくらみ、など。症状がひどいときは医療関係者に報告する。ほかに手のふるえ、目のかすみ、排尿困難、動悸、など。

服用上の注意 ▶ 高齢者や、肝臓、腎臓の機能が低下している人は特に副作用が出やすい傾向があるので注意。

●… ノルアドレナリン・セロトニン作動性抗うつ薬（NaSSA）

主な治療薬の製品名

リフレックス　　　レメロン

薬の作用 ▶ 結果的に脳内の神経伝達物質（ノルアドレナリンとセロトニン）の量を増やし、ゆううつな気分を和らげて意欲を高める。

主な副作用 ▶ 服用者の半数程度に眠気が現れる。次いで、口の渇き、だるさ、めまい、便秘、など。人によっては頭痛、動悸、手のふるえ、体重増加、など。

服用上の注意 ▶ 眠気の副作用が強く出る場合は、医療関係者に報告する（このために就寝前の服用となっていることが多い）。

◯···気分安定薬（抗躁薬）

主な治療薬の製品名

テグレトール　　デパケン　　リーマス

薬の作用▶不安定な気持ちを落ち着かせる。そう状態を伴ううつに用いられるケースが多い。

主な副作用▶含有成分リチウムの中毒症状に要注意。飲みはじめに、手のふるえ、吐き気、めまい、言語障害（言葉のもつれ）、下痢などの症状が現れたら、速やかに医療関係者へ報告する。

◯···精神刺激薬

主な治療薬の製品名

コンサータ　　ベタナミン　　モディオダール
リタリン

薬の作用▶脳神経を活性化させ、気分を高める効果がある。ナルコレプシー（過眠症）の治療に用いられるケースが多いが、うつにも使用される。

主な副作用▶比較的多いのが、口の渇き、食欲不振、吐き気、便秘、不眠、頭痛、体重減少、など。ほかに、動悸、頻脈、血圧変動、など。

服用上の注意▶依存性の高い薬が多いため、決められた用量を厳守する。

◯···トリアゾロピリジン系

主な治療薬の製品名

デジレル　　レスリン

薬の作用 ▶ 脳内の神経伝達物質セロトニンの量を増やして、ゆううつな気分を和らげる。

主な副作用 ▶ 抗うつ薬の中では少ないほう。口の渇き、便秘、眠気、めまい、立ちくらみ、手のふるえ、目のかすみ、排尿困難、動悸、など。

> **Column うつ病は認知症と間違えやすい**
>
> 年齢的にも比較的、認知症になる可能性が高い高齢者は同時に、仕事の退職や近親者との別離など、特に喪失体験が多くなりやすいことから、うつ病にもかかりやすいものです。
>
> あるときから「ふさぎこむようになった」「話しかけたときの反応が鈍い」などの状態が日常で見られるようになった場合、それは認知症とうつ病の両方が疑われるケースとなるので、早期の医師への相談・受診が重要となります。

不眠症（睡眠障害）

1ヵ月間以上、「入眠障害」「中途覚醒」「早朝覚醒」「熟眠障害」などの睡眠問題が続き、日中に倦怠感、意欲低下、集中力低下、食欲低下などの不調が現れる病気。

ふだんからこんなところに気をつけましょう

・症状にそぐわない治療薬は逆効果になることがあるため、勝手な判断による服薬は絶対に行わない。

・副作用による「持ち越し効果（服薬の翌日まで眠気やふらつきが残ってしまう）」が出る場合は、医療関係者に報告し、投薬量や種類の見直しをしてもらう。

・服薬の勝手な判断による中断・減量は、かえって眠れなくなる症状（反跳性不眠）を引き起こす可能性があるため、必ず医療関係者の指示を仰ぐ。

ベンゾジアゼピン系睡眠薬

主な治療薬の製品名

ドラール	ハルシオン	ベンザリン
リスミー	レンドルミン	サイレース
ユーロジン	ロラメット	エバミール
ロヒプノール	ネルボン	エリミン
ベノジール	ダルメート	ソメリン

薬の作用▶不安や緊張を緩和し、自然な眠りに導く。睡眠導入剤とも呼ばれる。

主な副作用▶比較的安全性が高い。人によっては翌朝、眠気、頭重、ふらつき、だるさ、脱力感が残存することも。高齢者は転倒にも注意する。

服用上の注意▶長期の連用により薬の効力が落ちることがある。

非ベンゾジアゼピン系睡眠薬

主な治療薬の製品名

アモバン	エスクレ	トリクロリール
ブロバリン	マイスリー	

薬の作用▶中枢神経の働きを抑え、自然な眠りに導く。ベンゾジアゼピン系よりも筋弛緩作用などがおだやかで、高齢者でも比較的使いやすい。

主な副作用▶比較的安全性が高い。人によっては翌朝、眠気、頭重、ふらつき、だるさ、脱力感が残存することも。高齢者は

転倒にも注意する。
服用上の注意▶長期の連用により薬の効力が落ちることがある。

◯…バルビツール酸系睡眠薬

主な治療薬の製品名

イソミタール　　バルビタール　　ラボナ
フェノバール　　ワコビタール　　ルピアール
ネンブタール　　アイオナール・ナトリウム

薬の作用▶脳全体の神経を沈静する。睡眠薬としては一般的ではない。症状がひどい場合や他の薬剤では効果が得られないときに使用されることがある。
主な副作用▶眠気、ふらつき、めまい、注意力・集中力低下、頭重、頭痛、発疹、じんましん、たんぱく尿、など。
服用上の注意▶長期の連用により薬の効力が落ちることがある。

◯…メラトニン受容体刺激薬

主な治療薬の製品名

ロゼレム

薬の作用▶日常の睡眠サイクルに関与するメラトニン受容体に働きかけ、自然な眠りをもたらす。
主な副作用▶安全性が高くほとんどない。人によっては翌朝、眠気、めまい、だるさなどが残存することがある。

◯…抗不安薬

主な治療薬の製品名

エリスパン　　コンスタン　　セルシン

デパス　　　　　メイラックス　　リーゼ
ワイパックス

薬の作用 ▶ 作用がおだやかな心の安定薬。脳のリラックスの神経に働いて、沈静・催眠作用を起こす。
主な副作用 ▶ 重いものはほとんどない。人によっては翌朝、眠気、頭重、ふらつき、だるさ、脱力感が残存することも。高齢者は転倒にも注意する。
服用上の注意 ▶ 長期の連用により薬の効力が落ちることがある。

●・・・漢方薬

不眠症に用いられる主な漢方薬

三黄瀉心湯（さんおうしゃしんとう）　黄連解毒湯（おうれんげどくとう）　柴胡加竜骨牡蛎湯（さいこかりゅうこつぼれいとう）
四逆散（しぎゃくさん）　女神散（にょしんさん）　抑肝散（よくかんさん）
加味逍遙散（かみしょうようさん）　半夏厚朴湯（はんげこうぼくとう）　桂枝加竜骨牡蛎湯（けいしかりゅうこつぼれいとう）
酸棗仁湯（さんそうにんとう）

Column　不眠改善のための日常ワンポイント

■朝
　起きたらすぐに太陽の光を浴びてもらうようにする（脳内物質セロトニンの分泌が促進され、爽快に目覚められる）。

■昼間
　昼寝は30分以内にとどめる（長時間におよぶと、昼夜の逆転や夜間せん妄などが起こる可能性がある）。

■入浴（夜間）
　お風呂のお湯の温度を上げすぎない（高温の湯につかると交感神経が刺激され目がさえてしまう）。

■就寝前～就寝

就寝の際、部屋の照明を薄暗くする。できれば就寝の1時間くらい前から徐々に照明を落としていくのが望ましい（睡眠を促す脳内物質メラトニンの分泌を促進するため）。

パーキンソン病

脳内の神経伝達物質ドパミンが不足して、運動機能や精神面に障害が生じる神経疾患。多くは50〜60代に発症。手のふるえや動作が鈍くなるなど、体の動作が不自由になる症状が現れる。

ふだんからこんなところに気をつけましょう

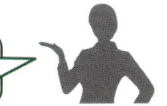

・複数の薬を併用することが多いので、薬の種類や服用回数を事前に把握しておく。
・薬の服用中は突発的な眠気などが生じることもあるため、被介護者の行動に十分注意する。
・薬によっては幻覚などの副作用が発現するものもあることから、服薬管理を徹底。疑問・不明点などは随時医療関係者に相談する。

●…レボドパ製剤

主な治療薬の製品名

マドパー	メネシット	イーシー・ドパール
ドパストン	ネオドパストン	ドパゾール
ドパール	ネオドパゾール	

薬の作用▶脳内でドパミンに変化してパーキンソン病の症状を改善。顕著な効果で即効性が高い。

主な副作用▶多いのは吐き気、嘔吐、食欲不振、便秘、不随意運動（首

や手足が勝手に動くなど)、など。日常生活がつらいときは医療関係者に報告・相談する。人によっては立ちくらみや動悸、幻覚、妄想、など。まれに突発的睡眠なども。

服用上の注意▶長期間の使用で効果が減弱する。

○⋯ドパミン受容体刺激薬

主な治療薬の製品名

| カバサール | ドミン | パーロデル |
| ビ・シフロール | ペルマックス | レキップ |

薬の作用▶脳内の神経伝達物質であるドパミン系の神経の働きを高める。
主な副作用▶吐き気、嘔吐、食欲不振、胃部不快感、便秘、ふらつき、めまい、立ちくらみ、幻覚、妄想、など。
服用上の注意▶高血圧の薬(39ページ)と併用している場合、血圧を下げる効果が強まることがある。

○⋯モノアミンオキシダーゼB阻害薬

主な治療薬の製品名

エフピー

薬の作用▶ドパミンを分解する酵素の働きを阻害して、脳内のドパミンの量を増加させる。
主な副作用▶一番多いのが不随意運動(手や足、首、舌などが意思とは無関係に勝手に動く)、次いで多いのが各種精神症状(幻視、幻覚、妄想、せん妄など)。高齢者は副作用が出やすいため、特に慎重に用いる。症状が重いときは早急に医療関係者に報告する。ほかに、吐き気、嘔吐、食欲

不振、めまい、ふらつき、立ちくらみ、など。
服用上の注意▶医師、看護師の指示を厳守する（一般的には1錠より服用を開始し、効果や副作用の発現を見ながら増やしていく）。

末梢カテコール-O-メチル転移酵素阻害薬

主な治療薬の製品名

コムタン

薬の作用▶パーキンソン病治療の基本薬となるレボドパ製剤の代謝を阻害する。これによりレボドパ製剤の効力を持続させ、薬効切れから生じる病状の日内変動改善に働く。

主な副作用▶一番多いのが不随意運動（手や足、首、舌などが意思とは無関係に勝手に動く）、次いで多いのが吐き気、嘔吐、食欲不振、便秘、赤褐色の尿、めまい、ふらつき、立ちくらみ、など。このほか高齢者に出やすい症状として、幻視、幻覚、妄想、せん妄、不眠、眠気などがある。症状が重いときは早急に医療関係者に報告する。

抗コリン薬

主な治療薬の製品名

アーテン	アキネトン	コリンホール
トリモール	パーキン	ペントナ
タスモリン	トレミン	

薬の作用▶神経の亢進した状態を抑え、パーキンソン病の各症状（手のふるえ、体のこわばり、など）を緩和する。

主な副作用▶よく見られるのが、吐き気、口の渇き、便秘、排尿困難、目のかすみ、など。高齢者の場合、精神症状（幻覚、興

奮、意識の混濁《もうろう状態》）が出やすいとされている。

● ドパミン放出促進薬

> 主な治療薬の製品名

シンメトレル

薬の作用▶ドパミンの放出を促進して、パーキンソン病の各症状（手のふるえ、体のこわばり、など）を改善する。
主な副作用▶比較的少ない。吐き気、口の渇き、食欲不振、便秘、下痢、不眠、眠気、めまい、立ちくらみ、目のかすみ、など。高齢者の場合、服用量が多いと精神症状（幻覚、興奮、不安、混乱など）が現れやすくなるので要注意。

● ノルエピネフリン作動性神経機能改善剤

> 主な治療薬の製品名

ドプス

薬の作用▶パーキンソン病によって起こる「すくみ足」「立ちくらみ」に対しての効果が期待されている。
主な副作用▶吐き気、食欲不振、頭痛、動悸、血圧上昇、など。まれに精神症状（幻覚、妄想など）が現れることも。

Column 寝たきりにならないための転倒予防

　かつては「寝たきりになることは避けられない」と思われていた、進行性の疾患・パーキンソン病。しかし現在では有用な薬物療法など、早期に正しく治療を行うことで、症状の進行を食い止めることが可能になっています。

　こうした状況下で、特に気をつけたいのが「転倒」です。厚生労働省の国民生活基礎調査（平成22年度版）によると、「介護が必要になった主な原因」の要介護度4および5（ほぼ寝たきりと考えられる状態）では骨折・転倒がそれぞれ、11.1％（3位）、7.5％（4位）となっています。

　寝たきりはADLを低下させ、ひいては認知症の発症や進行の引きがねにもなります。仮に、治療によってパーキンソン病の症状の進行を遅らせることができたとしても、「現在の症状」による転倒を防げなければ、それこそ本末転倒。つまずきなどを予防するためにも歩行時の介助には十分な配慮をもって臨むとともに、被介護者にやさしい生活環境づくりにも留意しましょう。

7 骨・関節系疾患

骨粗しょう症

　骨の新陳代謝バランスが崩れ、骨密度が低下する疾患。骨がもろく（スカスカに）なり、腰痛、背部痛が出やすくなるほか、簡単に骨折するようになる。

> ふだんからこんなところに気をつけましょう

・原因の多くは加齢によるものだが、糖尿病（100ページ）、甲状腺疾患（115ページ）、関節リウマチ（140ページ）などが原因となることもあるので、各疾患にかかっている人にも注意が必要。
・薬によっては服用時間や服用後の動作制限などがあるため、服薬介助の前に処方薬の服用方法を確認しておく。
・治療薬と併せてカルシウムの健康食品などを飲んでいる場合、血中のカルシウム濃度上昇により腎障害などを引き起こす可能性があることから、医療関係者への事前の相談が必須となる。

●・・・カルシウム製剤

主な治療薬の製品名

アスパラ-CA　リン酸水素カルシウム　乳酸カルシウム

薬の作用▶骨をつくる成分のカルシウムを補う。骨粗しょう症の治療では他の薬と併用される。
主な副作用▶まずないと考えてよい。仮にあっても、吐き気、胃部不快感、便秘、など。

服用上の注意 ▶ 長期に多量の服用を続けた場合、高カルシウム血症（だるさ、イライラ、吐き気、口の渇き、腹部膨満感、筋肉痛など）や腎結石などになる可能性も。特に活性型ビタミンD3製剤との併用時は注意する。

○‥‥活性型ビタミンD3製剤

主な治療薬の製品名

アルファロール　　エディロール　　ワンアルファ
ロカルトロール

薬の作用 ▶ カルシウムの吸収を促進し、骨を丈夫にする。
主な副作用 ▶ 比較的少ない。薬が効き過ぎると高カルシウム血症（だるさ、イライラ、吐き気、口の渇き、腹部膨満感、筋肉痛など）や腎結石などになる可能性がある。

○‥‥ビスフォスフォネート製剤

主な治療薬の製品名

ダイドロネル　　フォサマック　　ベネット
ボノテオ　　　　アクトネル　　　ボナロン

薬の作用 ▶ 骨に付着し、骨のカルシウム分が血液に溶け出すのを強力に抑制する。
主な副作用 ▶ 比較的多いのが、吐き気、食欲不振、腹部不快感、下痢、など。
服用上の注意 ▶ 服用する薬の種類によって飲むタイミングや間隔が異なるので要注意。一部の薬では服用後30分間は横になれないものもある。服薬開始後に抜歯など歯科治療を受けたい場合は、必ず医療関係者に報告・相談する。

ビタミンK2製剤

主な治療薬の製品名

グラケー

薬の作用▶骨の形成を助ける。骨密度増加・骨折予防の効果も期待できる。
主な副作用▶まずないと考えてよい。仮にあっても吐き気、胃部不快感、など。発疹、発赤などの症状が万一現れたときは速やかに医療関係者に報告する。

エストロゲン製剤

主な治療薬の製品名

エストリール　　ホーリン　　ウェールナラ
エストラーナ　　ジュリナ　　エストラダーム

薬の作用▶骨代謝のバランスを整えるホルモン、エストロゲンを補給する。主に閉経後の女性に処方される。
主な副作用▶比較的少ない。人によっては、乳房の張り・痛み、予定外の出血（性器出血）、吐き気、など。

選択的エストロゲン受容体調節薬（SERM）

主な治療薬の製品名

エビスタ　　ビビアント

薬の作用▶上記のエストロゲン製剤と同じく、骨の新陳代謝を正常に戻す。閉経後の女性の治療薬の主流。
主な副作用▶乳房の張り、ほてり、吐き気、など。少ないが、手足の痛み・しびれ、息切れ、胸痛、急激な視力低下などが現

れたら、速やかに医療関係者に報告する。

◯⋯イプリフラボン製剤

主な治療薬の製品名

オステン

薬の作用 ▶ 骨のカルシウム分が血液に溶け出すのを防ぎ、骨を丈夫にするホルモンの分泌を促進。
主な副作用 ▶ 比較的少ない。吐き気、食欲不振、胸焼け、胃痛、など。

> **Column 日常の中で「骨づくり・まもり」を意識する**
>
> ■食事
> 　乳製品や小魚に多く含まれるカルシウムの摂取量は1日600mgを目標に。併せて、うなぎやいわし、レバーなどに多いビタミンDやビタミンK（納豆、ほうれん草、ブロッコリーなどに多く含まれる）、さらにイソフラボンを含む大豆製品も積極的に摂りましょう。
>
> ■運動・日光浴
> 　適度な運動は骨量を増やし、骨を丈夫にします。お散歩、ウォーキングなどなら日光浴も行えて◎。寝たきりの方でも毎日適度に太陽の光を浴びられるよう配慮しましょう。
>
> ■骨折予防
> 　特に手首、胸椎、腰椎、太ももの付け根などが折れやすくなります。車椅子への移乗や清拭、おむつ交換、体位変換などの際は丁寧に、注意を払いましょう。

関節リウマチ

　原因は明確になっていないが、体の免疫の異常により、関節や筋肉に強い炎症が現れ、腫れや痛みを生じる疾患。症状が進行すると、不可逆的な関節の変形や軟骨組織の破壊が起こる。

> ふだんからこんなところに気をつけましょう

・治療に用いられる抗炎症薬は、症状や体質によって種類や用法・用量が異なってくる。このため医療機関の受診時に、詳細な症状を伝えることが重要となる。
・痛むからと関節を動かさないでいると、関節、筋肉、腱などの機能低下、さらには関節の変形や軟骨組織の損傷が進行してしまう。医師や理学療法士などの指導を仰ぐよう勧める。

○…非ステロイド性抗炎症薬（NSAIDs）

主な治療薬の製品名

セレコックス	ブルフェン	ボルタレン
モービック	ロキソニン	ロルカム
アスピリン	ポンタール	インテバンSP
ハイペン	メナミンSR	ソレトン
フルカム		

薬の作用▶炎症を鎮めて腫れや痛み、熱を抑える。対症療法薬。
主な副作用▶胃腸症状（吐き気、嘔吐、食欲不振、口内炎、胃痛、腹痛など）がよく現れる。人によっては発疹や喘息発作が起こることも。アレルギー体質の人や喘息のある人は注意。
服用上の注意▶リウマチなどで長期服用を行う場合は、定期的な肝機能や腎臓の検査を受けるのが望ましい。

抗リウマチ薬（DMARDs）

主な治療薬の製品名

メトトレキサート	リウマトレックス	メトレート
ブシラミン	アラバ	リドーラ
メタルカプターゼ	モーバー	リマチル
アザルフィジンEN	ブレディニン	プログラフ

薬の作用 ▶ 免疫系に働きかけて関節の炎症を抑え、腫れや痛みを鎮める。病気の進行を遅らせる効果も。

主な副作用 ▶ 肝・腎機能障害、吐き気、食欲不振、腹痛、下痢、発疹、かゆみ、など。

服用上の注意 ▶ 効果の発現まで数ヵ月を要することがある。

ステロイド薬

主な治療薬の製品名

デカドロン	プレドニン	リンデロン
プレドニゾロン	ファルネゾン	

薬の作用 ▶ 強力に炎症を鎮めて、関節の腫れや痛みを緩和する。

主な副作用 ▶ 服用量や期間で異なる。多いのはイライラ、不眠、吐き気、食欲増進、消化不良、下痢、にきび、むくみ、など。長期に大量の服用の場合、脂肪の異常沈着（ムーンフェイスなど）が起こりやすい。

> **Column　関節リウマチのリハビリの必要性**
>
> 　近年、薬物療法の進歩により、関節リウマチの炎症からくる腫れや痛みなどの症状は、大いに緩和されるようになっています。とはいえ、症状は軽快していても、関節の破壊は進行して

いるケースも。特に手足の指や手首などの関節の軟骨は損傷しやすく、放置しておくと「物がつかめない」「歩きにくい」など日常生活に支障をきたしてしまうケースも起こりえます。

そうならないためのひとつの手段がリハビリテーションです。開始時期は症状によります。例えば、発症から数ヵ月で手指の拘縮が起きることもあり、この場合は発症間もない時期からのリハビリが必要になります。内容や受ける場所などは、身近な医療関係者や被介護者の主治医などに問い合わせましょう。

また、本格的なリハビリだけでなく、無理のない程度に関節を伸ばす練習をしたり、血行促進のためにできるだけ湯船につかるようにする、など日ごろから取り組めることは積極的に取り入れていくようにしましょう。

変形性膝関節症

膝関節内の軟骨組織が磨耗して、骨と骨の間のクッションがなくなり、骨同士が直接ぶつかりあって炎症や痛みを生じさせる疾患。

ふだんからこんなところに気をつけましょう

・一般的に、関節の変形によって、歩いたり、正座をすることが困難になった高齢者は、外出を避け、引きこもる傾向にあるが、こうした状況は肥満を助長し、病気を進行させる要因にもなる。無理のない範囲で外出や運動を推奨し、筋力やADLの低下防止に努めたい。

○⋯非ピリン系解熱鎮痛薬

主な治療薬の製品名

カロナール

薬の作用▶中枢神経系に直接働きかけて痛みを抑える。
主な副作用▶ほとんどなく安全性が高い。飲み過ぎると、腹痛、下痢、肝機能低下、など。

○⋯非ステロイド性抗炎症薬（NSAIDs）

主な治療薬の製品名

セレコックス	モービック	ロキソニン
ブルフェン	フロベン	オルチス
メナミン	アルボ	ナイキサン
ニフラン	スルガム	ミナルフェン
ソレトン	ペオン	ボルタレン
ボルタレンSR	ナボールSR	インダシン
インテバンSP	ランツジール	イドメシン
インフリー	インフリーS	ミリダシン
ハイペン	クリノリル	ジソペイン
オステラック	レリフェン	バキソ
フルカム	ロルカム	

薬の作用▶関節の炎症を抑え、腫れや痛みを鎮める。
主な副作用▶胃腸症状（吐き気、嘔吐、食欲不振、口内炎、胃痛、腹痛など）がよく現れる。人によっては発疹や喘息発作が起こることも。アレルギー体質の人や喘息のある人は注意。

服用上の注意 ▶ 長期服用を行う場合は、定期的な肝機能や腎臓の検査を受けるのが望ましい。

◯‥‥非ステロイド性抗炎症薬（外用薬）

主な治療薬の製品名

アドフィード	セルタッチ	モーラス
インテバン	カトレップ	ナパゲルン
ロキソニン	ボルタレン	フルルバン

薬の作用 ▶ 関節の炎症を抑え、腫れや痛みを鎮める。
主な副作用 ▶ 内服薬のように全身性のものはほとんどない。人により、接触性皮膚炎や光線過敏症による、かぶれ、かゆみ、発疹、発赤など。また、喘息のある人や、NSAIDsの内服で喘息を起こしたことがある人は、喘息発作を誘発することも。

◯‥‥漢方薬

変形性膝関節症に用いられる主な漢方薬

越婢加朮湯（えっぴかじゅつとう）	桂枝茯苓丸（けいしぶくりょうがん）	麻杏薏甘湯（まきょうよくかんとう）
薏苡仁湯（よくいにんとう）	桂枝加朮附湯（けいしかじゅつぶとう）	牛車腎気丸（ごしゃじんきがん）
防已黄耆湯（ぼういおうぎとう）		

Column　日々の介護ポイント

・肥満ならびにその傾向がある人に対しては食事内容の変更（糖質制限など）や可能な範疇での運動などによる筋力アップなどにより、肥満を改善して関節への負担を減らすようにする。
・サポーターやテーピング、靴の中敷クッションなど痛みの緩

和に有効な道具を用いるなど、日常生活の中で関節に負担をかけない工夫を行う。
・痛みがあるときは医療関係者に報告し、適切な指示を仰ぐ（例えば、炎症が起きている状態なのに、勝手な判断でお風呂などで温めたりマッサージを行って血行をよくしてしまうと、さらに痛みが増してしまう）。

8 腎・泌尿器系疾患

腎不全

腎臓の機能が低下し、尿の生成や老廃物の排泄、血圧の調節などが十分に行えなくなった状態。一般的に見られる症状は、倦怠感、息切れ、食欲不振、むくみ、など。

> ふだんからこんなところに気をつけましょう

・通常、薬物治療に加えて食事療法が併用されるが、病状によって、減塩、低たんぱく、高カロリー摂取、カリウム摂取制限など、用いる手段が異なる。医療関係者の指示を確認・遵守すること。

○･･･ACE阻害薬(アンジオテンシン変換酵素阻害薬)

主な治療薬の製品名

インヒベース	エースコール	カプトリル
コバシル	タナトリル	レニベース
ロンゲス		

薬の作用 ▶ 血圧を上げる働きを持つ生理活性物質「アンジオテンシンⅡ」の産生を抑え、血管拡張などにより血圧を下げて、腎臓の負担を軽減する。

主な副作用 ▶ せき、のどの違和感、だるさ、めまい、ふらつき、など。腎臓が悪い人の場合、さらに(一時的に)腎機能が低下することがある。

○··· ARB（アンジオテンシンⅡ受容体拮抗薬）

主な治療薬の製品名

アバプロ　　　イルベタン　　　オルメテック
ディオバン　　ニューロタン　　ブロプレス
ミカルディス

薬の作用▶血圧を上げる働きを持つ生理活性物質「アンジオテンシンⅡ」の受容体を遮断し、血管拡張などにより血圧を下げて、腎臓の負担を軽減する。

主な副作用▶だるさ、めまい、ふらつき、立ちくらみ、頭痛、動悸、など。まれに過度の血圧低下による強度のめまい、立ちくらみ、意識障害を起こす恐れがある。

服用上の注意▶もともと腎臓の働きが低下している人の場合、飲みはじめの時期に腎機能が悪化することがある。この際、高カリウム血症にも注意が必要で、定期的な血液検査など重篤化する前の予防が重要。

○··· 利尿薬

主な治療薬の製品名

ナトリックス　　フルイトラン　　フロセミド
ベハイド　　　　ラシックス　　　ルプラック
ルネトロン　　　オイテンシン　　アレリックス
ダイアート

薬の作用▶腎臓に働いて尿の排泄を促進し、水分とナトリウムを体外に出して血圧を低下させる。

主な副作用▶少量ならほとんどなし。飲みはじめにだるさを感じることがある。多量の服用で脱水症状による強度のめまい、

立ちくらみを起こす場合がある。長期の服用では血糖値、尿酸値の増加にも留意。まれに光線過敏症を起こすケースも。

◉ 活性型ビタミンD3製剤

主な治療薬の製品名

アルファロール　　フルスタン　　ホーネル
ロカルトロール　　ワンアルファ　オキサロール

薬の作用 ▶ 腎不全で低下した活性型ビタミンDを補い、カルシウムの吸収を促進して骨を丈夫にする。

主な副作用 ▶ 比較的少ない。薬が効き過ぎると高カルシウム血症（だるさ、イライラ、吐き気、口の渇き、腹部膨満感、筋肉痛など）や腎結石など、腎機能低下に働く恐れも。

◉ 高リン血症治療薬

主な治療薬の製品名

カルタン　　　　フォスブロック　　ホスレノール
レナジェル

薬の作用 ▶ 腎機能低下によって血液中にたまったリンを減らし、高リン血症を改善する。

主な副作用 ▶ 比較的少ない。長期連用で高カルシウム血症（だるさ、イライラ、食欲不振、吐き気、めまい、脱力感、筋肉痛など）になる可能性がある。また、長期の大量服用で腎結石、尿路結石が生じる恐れも。定期的検査が必要。

服用上の注意 ▶ 通常、1日3回食直後に服用する（間隔があくと効果がなくなる）。

○… 高カリウム血症治療薬

主な治療薬の製品名

アーガメイト　　カリメート　　ケイキサレート

薬の作用▶腎機能低下によって血液中にたまったカリウムを排泄し、高カリウム血症を改善する。

主な副作用▶多く見られるのが便秘。症状が重いときは速やかに医療関係者へ報告する（便秘がカリウムの排泄を抑えるため）。薬が効き過ぎると低カリウム血症（だるさ、筋力低下、便秘、動悸など）や、高カルシウム血症（だるさ、イライラ、食欲不振、吐き気、めまい、脱力感、筋肉痛など）を起こす可能性も。

○… アシドーシス治療薬

主な治療薬の製品名

重曹　　炭酸水素ナトリウム

薬の作用▶腎不全による血液の酸性化（アシドーシス）を緩和する。
主な副作用▶まず問題ない。長期の大量服用で血圧上昇やむくみが生じる可能性がある。

Column　普段からの変化に注意！　急性腎不全を見逃すな！

腎不全には急性と慢性の2種類があり、読んで字のごとくですが、急性は「急激に腎機能が低下するタイプ」、片や慢性は「長期にわたって腎機能が低下しいてくタイプ」となります。ここでは高齢者に比較的多いとされる、急性タイプについて詳しく紹介していきましょう。

急性腎不全が発症する要因には、出血性胃潰瘍や急性心不

全、高血圧、糖尿病などの疾患、前立腺肥大・結石などによる尿路の閉塞、さらには薬の副作用（225ページ参照）などがあります。また、脱水状態からも急性腎不全になりやすいことから、特に夏場などは熱中症や嘔吐、下痢などの有無に注意が必要です。

特徴的な症状は、むくみ、倦怠感、食欲低下、乏尿・無尿（尿の出が悪い・出ない）など。一般的に食事療法では、水分、塩分、カリウムの摂取制限が行われます。

排尿障害（前立腺肥大）

肥大した前立腺による尿道の圧迫から生じる、排尿に関する各種障害（尿意切迫、長時間の排尿、残尿感、尿が出ない《尿閉》など）。

ふだんからこんなところに気をつけましょう

・排尿を我慢する習慣がつくと、膀胱が排尿しようとする力が弱ってしまう。尿を我慢しないよう、トイレに行きやすい環境づくりに努める。
・冷え性の人は、入浴などで下半身を温めて血行をよくしてもらうよう促す。

排尿障害治療薬（α遮断薬）

主な治療薬の製品名

エブランチル	ハルナールD	フリバス
ユリーフ	ミニプレス	

薬の作用▶前立腺や尿道の筋肉を弛緩させて排尿を促す。前立腺肥大

症の標準的な治療薬。
主な副作用▶飲みはじめの時期に、めまいや立ちくらみを起こすことがある。通常は徐々に収まるが、症状が重いときは早急に医療関係者に相談する（腎臓の悪い人や高齢者は特に副作用が出やすい）。ほかに血圧低下、動悸、頻脈、胃部不快感、吐き気、など。

●···抗コリンエステラーゼ薬

主な治療薬の製品名

ウブレチド　　　ワゴスチグミン

薬の作用▶膀胱の筋肉の収縮を助け、排尿をスムーズにする。
主な副作用▶比較的多いのが、吐き気、嘔吐、腹痛、下痢、など。発汗、尿失禁、筋肉のけいれんなども。人によっては服用によって尿の出が悪くなってしまうことも。重症の場合は医療関係者に報告する。

●···植物エキス製剤

主な治療薬の製品名

エビプロスタット　　　セルニルトン

薬の作用▶前立腺のむくみや炎症を改善し、不快な症状を緩和する。
主な副作用▶ほとんどない。まれに吐き気、食欲不振、胃部不快感、発疹、など。

●···黄体ホルモン製剤

主な治療薬の製品名

パーセリン　　　プロスタール

薬の作用 ▶ 男性ホルモンを抑制して、前立腺を縮小する。
主な副作用 ▶ 飲みはじめに、吐き気、嘔吐、乳房の腫れ・痛み、頭痛などが多い。人によっては、だるさ、気分の落ち込みなども。また、男性では勃起障害や性的機能低下も見られる。高用量製剤の服用時などは、血栓症や肝機能障害にも注意。

5α還元酵素阻害薬

主な治療薬の製品名

アボルブ

薬の作用 ▶ 男性ホルモンの生成を抑えて、前立腺を縮小する。
主な副作用 ▶ 人によって、女性化乳房、乳首の痛み、性的機能低下、など。

漢方薬

前立腺肥大に用いられる主な漢方薬

- 三黄瀉心湯（さんおうしゃしんとう）
- 黄連解毒湯（おうれんげどくとう）
- 竜胆瀉肝湯（りゅうたんしゃかんとう）
- 猪苓湯（ちょれいとう）
- 猪苓湯合四物湯（ちょれいとうごうしもつとう）
- 牛車腎気丸（ごしゃじんきがん）
- 五淋散（ごりんさん）
- 清心蓮子飲（せいしんれんしいん）
- 八味地黄丸（はちみじおうがん）
- 小建中湯（しょうけんちゅうとう）
- 補中益気湯（ほちゅうえっきとう）

> **Column　排尿日誌の活用でQOLの向上を図る**
>
> 　排尿障害は、被介護者の精神面にも影を落とし、ひいてはQOLの低下にもつながる問題といえます。排尿状態を評価することで、適切な排尿ケアが可能になります。
> 　そこで役立ててほしいのが「排尿日誌」です。例えば、1日の排尿量が400ml以下であれば乏尿の可能性が、逆に異常な多

尿の場合も排尿障害が疑われます。併せて、排尿時の様子や量、色、頻度、時間帯なども詳細にチェックすることで日々の変化を把握できれば、他の疾患の発見にも役立てられる可能性があります。

頻尿（過活動膀胱）

膀胱が意思とは無関係に収縮する疾患。日頃から尿意切迫感があり、頻尿、夜間頻尿、尿漏れなどを伴うことが多い。

ふだんからこんなところに気をつけましょう

・水分摂取の過多やカフェイン、アルコールの摂取は必要に応じて制限を設ける。
・治療薬の種類によっては、起床時や立ち上がる際にめまいなどを起こしやすいものもある。特に足腰の安定しない被介護者に対しては、あせらず、早めにトイレに行く習慣を持ってもらうよう努める。

◯⋯抗コリン薬

主な治療薬の製品名

ウリトス	ステーブラ	デトルシトール
バップフォー	ベシケア	ポラキス

薬の作用▶勝手な膀胱の収縮を抑え、膀胱の容量を増やして頻尿や尿失禁を改善する。
主な副作用▶多いのは、口の渇き、便秘、など。目のかすみ・乾燥、頭痛、眠気、めまい、動悸、不整脈、腹痛、排尿困難、なども。症状がひどいときは医療関係者に報告。また、

高齢者では、人によって認知症のような症状が出ることも。

●・・・平滑筋弛緩薬

主な治療薬の製品名

ブラダロン

薬の作用▶勝手な膀胱の収縮を抑え、膀胱の容量を増やして頻尿や尿失禁を改善する。
主な副作用▶ほとんどない。人によって、口の渇き、食欲不振、胃部不快感など。高齢の男性ではまれに排尿障害が起こることも。

●・・・腹圧性尿失禁治療薬

主な治療薬の製品名

スピロペント

薬の作用▶くしゃみなどのちょっとした力みで尿がかってに漏れてしまう腹圧性失禁を予防する。
主な副作用▶比較的多いのが、動悸、手指のふるえなど。症状が重いときは医療関係者に報告する。重篤なものはほぼないが、用量を超えて服用すると不整脈が現れることも。

●・・・漢方薬

頻尿に用いられる主な漢方薬

三黄瀉心湯（さんおうしゃしんとう）　黄連解毒湯（おうれんげどくとう）　竜胆瀉肝湯（りゅうたんしゃかんとう）
猪苓湯（ちょれいとう）　猪苓湯合四物湯（ちょれいとうごうしもつとう）　牛車腎気丸（ごしゃじんきがん）
五淋散（ごりんさん）　清心蓮子飲（せいしんれんしいん）　八味地黄丸（はちみじおうがん）
小建中湯（しょうけんちゅうとう）　補中益気湯（ほちゅうえっきとう）

> **Column** 頻尿の排尿ケアでQOLアップ
>
> 頻尿で困ることといえば、切迫した状況での失禁等もさることながら、夜間頻尿などは睡眠障害などを引き起こし、まさにQOLの低下に直結する問題ともなります。
>
> そこで、排尿障害のケアに関しては、薬物療法以外にも生活指導など、可能なことを実践しましょう。尿漏れやトイレの回数が多いと不安になるばかりに、水分摂取を控えめにしがちな方も多いようですが、単に尿量を減少させるのではなく、1日の尿量が1000～1500mlになるようにします（152ページの排尿日誌も参考に）。例えば、午前中から夕方までに多めの摂取を行い、夜間頻尿や多尿を避けるために夕食で塩分の摂取を控えたり、夕食以降の過剰な飲料の摂取やカフェインなどを控えてもらうのもひとつです。
>
> さらに排泄介助も重要なポイント。高齢者の排尿管理では以下の2つの方法が有用とされています。
>
> 1. 時間排尿誘導：事前に決めておいた一定時間ごとにトイレへ誘導する（目安は2～4時間おき）。排尿のタイミングがつかめていない方に有効です。
> 2. パターン排尿誘導：排尿習慣や尿意時のサインを確認し、適切と判断したタイミングでトイレに誘導する。排尿パターンがつかめている人に有効な方法です。

尿路感染症

尿路（腎臓から排尿口までの経路）のどこかに細菌、ウイルスなどが感染した状態。頻尿、排尿痛、残尿感、血尿、下腹部の痛み・不快

感などの症状が現れる。高齢者に多く、特に女性はなりやすい。

> ふだんからこんなところに気をつけましょう

・摂取制限などがなければ、できる限り水分を摂るようにしてもらう。その上で、排尿痛があっても、尿意を我慢しないように伝えることが重要。
・排尿後の清拭（前から後ろに向かって）を徹底し、菌の付着を防ぐ。おむつなど介護用品も清潔に。

◉‥‥ペニシリン系抗菌薬

主な治療薬の製品名

クラバモックス	サワシリン	パセトシン
ユナシン	バイシリン	ソルシリン
ビクシリン	ペングッド	アミペニックス
アセオシリン	バラシリン	バストシリン
アモリン	メリシン	ドイル

薬の作用▶細菌を殺菌することで腫れや発赤、痛みを鎮める。
主な副作用▶比較的多いのが腹痛、下痢、軟便。また、発疹、発熱、じんましん、などが現れた場合は速やかに医療関係者に報告する。

◉‥‥セフェム系抗菌薬

主な治療薬の製品名

セフゾン	フロモックス	メイアクト
ケフレックス	ラリキシン	サマセフ
センセファリン	セアプロン	オラスポア

オラセフ	ケフラール	パンスポリン
セフテム	セフスパン	トミロン
バナン		

薬の作用 ▶ 細菌を殺菌することで腫れや発赤、痛みを鎮める。
主な副作用 ▶ 比較的多いのが腹痛、下痢、軟便。また、発疹、発熱、じんましん、などが現れた場合は速やかに医療関係者に報告する。

○…ニューキノロン系抗菌薬

主な治療薬の製品名

アベロックス	オゼックス	クラビット
グレースビット	ジェニナック	バレオン
バクシダール	フルマーク	タリビッド
スパラ	シプロキサン	ロメバクト
スオード	トスキサシン	メガキサシン

薬の作用 ▶ 細菌に対する殺菌効果を持つ。比較的新しい薬のため抗菌力が強く、幅広い細菌類に対して効果を発揮する。
主な副作用 ▶ 比較的少ない。軟便、下痢、腹痛、吐き気、発疹、じんましん、光線過敏症（日光にあたった皮膚が発赤するなど）、めまい、頭痛、眠気、など。

○…テトラサイクリン系抗菌薬

主な治療薬の製品名

ビブラマイシン	ミノマイシン	アクロマイシン
レダマイシン		

薬の作用 ▶ 細菌を殺菌することで腫れや発赤、痛みを鎮める。

主な副作用▶吐き気、食欲不振、下痢、腹痛、光線過敏症（日光にあたった皮膚が発赤するなど）、めまい、頭痛、発疹、じんましん、など。

● ST合剤

主な治療薬の製品名

ダイフェン　　　バクタ　　　バクトラミン

薬の作用▶細菌を殺菌することで腫れや発赤、痛みを鎮める。
主な副作用▶飲みはじめの時期、人によってはアナフィラキシーなど強いアレルギー症状を起こすことがある（原則、**アレルギー体質の人は服用禁止**）。また、発熱、のどの痛み、皮下出血など血液障害の症状が現れたときは速やかに医療関係者に報告する。ほかに、食欲不振、吐き気、下痢、頭痛、めまい、など。

● 漢方薬

尿路感染症に用いられる主な漢方薬

三黄瀉心湯（さんおうしゃしんとう）	黄連解毒湯（おうれんげどくとう）	竜胆瀉肝湯（りゅうたんしゃかんとう）
猪苓湯（ちょれいとう）	猪苓湯合四物湯（ちょれいとうごうしもつとう）	牛車腎気丸（ごしゃじんきがん）
五淋散（ごりんさん）	清心蓮子飲（せいしんれんしいん）	八味地黄丸（はちみじおうがん）
小建中湯（しょうけんちゅうとう）	補中益気湯（ほちゅうえっきとう）	

> **Column　感染症予防のポイント**
>
> 　尿路に雑菌などが入り込んで起こる尿路感染症。その予防の第一は清潔な環境です。予防の観点からいけば、おむつは避けたいところです（雑菌の温床になりやすいため）。

排泄ケアや清拭の際は、陰部から肛門に向けて拭く習慣をつけましょう。また、膀胱に留置したカテーテルも原因のひとつですから、体の保清とともに注意しましょう。

　尿意を我慢させないことも大切です。スムーズな排尿のための環境づくりも予防の一環となります。

　このほか、栄養バランスのとれた食事、十分な睡眠、ストレスをためないなど、日常生活における健康な体づくりも、細菌に対する抵抗力を高める大切な要素となります。

9 皮膚系疾患

帯状疱疹

人間の体に常在するヘルペスウイルスによって、神経痛に似た痛みを伴う赤い発疹や水泡ができる疾患。他者への感染は少ない（水ぼうそうにかかったことがない人には感染の可能性がある）。

> ふだんからこんなところに気をつけましょう

・抗ウイルス薬の服用後は、念のため意識障害の有無を観察・確認する（神経症状を誘発する可能性があるため）。
・罹患者は、抵抗力が低下している人が多いので、安静を意識した介護に努める。

ヘルペスウイルス治療薬

主な治療薬の製品名

アラセナ-A	ゾビラックス	バルトレックス
ファムビル	アシクリル	ビクロックス
アシビル	アストリック	カサール

薬の作用 ▶ ヘルペスウイルスの増殖を抑える。
主な副作用 ▶ 比較的少ない。吐き気、腹痛、下痢、軟便、めまい、ふらつき、眠気、頭痛、など。服用量が多いと、意識障害など精神神経症状が出ることも。高齢者や腎機能の低下している人は薬の排泄が遅れがちになるため特に注意。

◯···神経障害性疼痛治療薬

主な治療薬の製品名

リリカ

薬の作用▶神経障害による痛み（いわゆる神経痛）を和らげる。
主な副作用▶多いのは、眠気、めまい、ふらつき、など。人によっては、むくみ、体重増、目のかすみ、視力低下、便秘、下痢、吐き気、発疹、かゆみ、など。
服用上の注意▶特に高齢者は、眠気、めまい、ふらつきなどの副作用から転倒・転落などの事故につながる可能性が高く、実際、骨折の事例もある。服用後の行動に対しては十分な注意を払うことが重要。

◯···末梢性神経障害治療薬

主な治療薬の製品名

メチコバール

薬の作用▶手足のしびれや神経痛に用いられる。
主な副作用▶まずないと考えてよい。食欲不振、吐き気、胃部不快感、など。

◯···非ステロイド性抗炎症薬（NSAIDs）

主な治療薬の製品名

インテバンSP	ソランタール	ナイキサン
ノイロトロピン	ポンタール	メブロン
ハイペン	ボルタレン	インダシン
ロキソニン		

薬の作用 ▶ 炎症を抑え、腫れや痛みを鎮める。
主な副作用 ▶ 胃腸症状（吐き気、嘔吐、食欲不振、口内炎、胃痛、腹痛など）がよく現れる。人によっては発疹や喘息発作が起こることも。アレルギー体質の人や喘息のある人は注意。
服用上の注意 ▶ 長期服用を行う場合は、定期的な肝機能や腎臓の検査を受けるのが望ましい。

> ### Column　帯状疱疹が高齢者に多い理由
>
> 　帯状疱疹が発症する原因のひとつに、免疫力や抵抗力の低下があります。これにより、常在していたヘルペスウイルスが悪さをすることで表立った症状が現れます。
>
> 　つまり、加齢とともに体力や免疫力が衰えがちな高齢者は、ちょっとした体調不良でも発症しやすいというわけです。免疫力については、肉体面の疲労だけでなく、精神面も大いに関係してきます。心身ともに安静に休める環境づくりを配慮しましょう。
>
> 　また、心身以外にも、ステロイド薬など服用している薬の影響で発症することもありえます。高齢者は比較的服用する薬が多いことから、症状が長引いている場合は、服用中の薬との関係も考慮し、医療関係者に相談してみるのもいいでしょう。

白癬（水虫）

　白癬菌というカビの一種による感染症。感染した体の場所によって、足白癬（水虫）、爪白癬（爪水虫）、体部白癬（たむし）、股部白癬（いんきんたむし）、頭部白癬（しらくも）など呼称が変わる。

> ふだんからこんなところに気をつけましょう

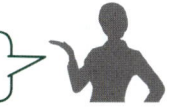

- 高齢者によく見られる爪白癬は、一般に水虫と呼ばれる足白癬と違い、塗り薬が浸透しにくいため、本項で紹介するような飲み薬による治療が主流となる。
- 爪白癬用の内服抗真菌薬は、飲み合わせによって副作用が出やすい薬が多く、単体でも肝機能への影響が出やすい。服用にあたっては、医療関係者の指示を守り、また、服用が長期にわたる場合は、定期的な血液検査も重要となる。

●…抗真菌薬（内服薬）

主な治療薬の製品名

イトリゾール　　ラミシール

薬の作用▶真菌を殺菌する作用を持つ。

主な副作用▶**肝臓の機能が悪化するケースがある。特に長期服用時は定期的な肝機能検査を受けることを勧奨。**心臓や腎臓の機能が低下している人の場合、うっ血性心不全（198ページ）の発現に注意。服用中、息苦しさ、手足のむくみ、急激な体重の増加などがあったときは、速やかに医療関係者に報告する。このほか、吐き気、嘔吐、腹痛、胃部不快感、軟便、下痢、など。

服用上の注意▶飲み合わせについて、禁忌もしくは要注意とされる薬が非常に多い（164ページ参照）。医療関係者と協力して、服薬には十分な注意を払う。また、多量のアルコールは胃や肝臓の副作用が出やすくなることから、飲酒は控えめにするよう指導する。

抗真菌薬（外用薬）

主な治療薬の製品名

アスタット	ニゾラール	ハイアラージン
フロリード	ペキロン	マイコスポール
ルリコン	ラミシール	エンペシド
バトラフェン	パラベール	アデスタン

薬の作用▶真菌を殺菌する作用を持つ。

主な副作用▶比較的少ない。人によっては、刺激感があったり、かぶれることも。使用後、赤みやかゆみが悪化する場合は、医療関係者に相談する。

Column 他剤との飲み合わせを意識しよう

先述したとおり、経口（飲み薬）の水虫薬は、飲み合わせに問題のある薬が非常に多いのが特徴です。

では、どれだけあるのかというと……なんと！ こんなにたくさんあるんです（本書に掲載している薬のみ抜粋して掲載しています）。

【併用禁止の薬】
降圧薬（カルブロック、レザルタス、バイミカード、セララ、ラジレス）
睡眠薬（ハルシオン）
コレステロール低下薬（リポバス）
非定型抗精神病薬（ロナセン）
抗不整脈薬（ベプリコール）
抗血栓薬（プラザキサ）
痛風治療薬（コルヒチン）

【併用により薬剤の効果が高まる恐れがある薬】
・抗凝固薬
・カルシウム拮抗薬
・認知症治療薬（レミニール）
・ジギタリス製剤
・マクロライド系抗菌薬（クラリス、クラリシッド）

【併用により薬剤の効果が減弱する恐れがある薬】
・抗てんかん薬（アレビアチン、ヒダントール）
・プロトンポンプ阻害薬
・H2受容体拮抗薬

　基本的に飲み合わせについては、医療関係者の方が理解した上で処方をしているはずですから、現状では、こうした内容を事細かに覚えなくとも問題はないでしょう。ただ、今後、介護の業界でキャリアアップを図っていくのであれば、医療や薬剤に関する知識を身につけておくことは大きなプラスになると思われます。

疥癬

　ダニの一種、ヒゼンダニが人に寄生して起こす皮膚疾患。線状の赤い丘疹とかゆみ（特に夜間）が特徴。

ふだんからこんなところに気をつけましょう

・独特の刺激臭を持つ薬剤を使用する際は、室内の換気にも配慮して行う。
・感染防止のため、タオルや衣服など直接肌に触れるものは共用しな

いように注意する。

●⋯抗線虫薬

主な治療薬の製品名

ストロメクトール

薬の作用▶疥癬虫（ヒゼンダニ）の駆除に特効的に作用（1〜2回の内服で駆除が可能）。
主な副作用▶吐き気、嘔吐、下痢、かゆみ、めまい、など。ヒゼンダニの死滅後、一時的にかゆみが強まることもある。

●⋯鎮痒消炎薬

主な治療薬の製品名

オイラックス

薬の作用▶皮膚のかゆみを鎮める（正式な適応症ではないが、駆虫作用も有する）。
主な副作用▶まずないと考えて問題ない。一過性の軽い刺激感、熱感、など。

●⋯抗アレルギー薬

主な治療薬の製品名

アレジオン　　　ザジテン　　　セルテクト

薬の作用▶皮膚のかゆみなどアレルギー症状を緩和する。
主な副作用▶比較的少ない。人によっては、眠気、だるさ、頭重、口の渇き、など

◯⋯その他の薬

主な治療薬の製品名

γ-BHC　　安息香酸ベンジル

薬の作用▶殺虫剤。駆除効果は高いが、毒性も強いので使用には十分注意が必要。

主な副作用▶発疹、皮膚炎、中枢神経障害、など。

使用上の注意▶基本的に医薬品ではないので、使用に際しては医療関係者に十分説明を受ける。安易な長期にわたる大量の使用は行わないこと。びらんや傷口のある部分には塗布しないよう配慮する。

Column　角化型疥癬への対処法

　通常の疥癬の場合、寄生するヒゼンダニの数は多くても1000匹程度ですが、角化型と呼ばれる疥癬は、100万から1000万匹ものヒゼンダニが寄生するため、感染力も相応に強力なものとなります。

　そこで角化型疥癬に対しては、より厳重な感染予防のための管理が必要になってきます。

　例えば、感染者の衣類の洗濯は、まず50度以上のお湯に10分以上浸し、ヒゼンダニが完全に死滅してから行います。アイロンなどを使うのも有効です。シーツの交換は毎日必ず行い、ほこりをたてないよう、くるむようにしてビニール袋に入れ、他の人のものとは別に扱います。マットレスを使用しているなら、掃除機で丁寧に吸い取りましょう。

　入浴も毎日必ず行い、施設などでは感染者の方を一番最後にします。厚い垢は飛び散らないよう、やわらかいブラシなどを使って落とします。介助の際は、予防着、手袋の着用は必須。

ケアの後は石鹸と流水でしっかり手を洗ってください。
　このほか、感染者の個室への隔離や、室内消毒なども徹底して行いましょう。

10 眼科系疾患

白内障

レンズの役割をしている眼の水晶体が白く濁っていく疾患。加齢による老人性のものや糖尿病などの合併症、紫外線の影響、薬の副作用ほか、さまざまな原因で発症する。

> ふだんからこんなところに気をつけましょう

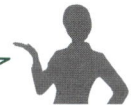

・長時間、強い紫外線にあたることは、症状悪化の要因ともなりうる。サングラスを勧めるなど、日中の外出には配慮を行うようにする。
・症状の度合いによっては手術が必要になることも。「視力が極端に悪くなった」など、QOLの著しい低下が明らかに見てとれるようであれば、医療関係者に報告・相談の上、対処する。

●・・・点眼用白内障治療薬

主な治療薬の製品名

カタリン　　　カリーユニ　　　タチオン

薬の作用▶水晶体を濁らせる原因のたんぱく変性を抑え、白内障の進行を遅らせる。
主な副作用▶長期的に使用してもほとんどない。まぶたの腫れ、目にしみる、目のかゆみ・充血、一時的な目のかすみ、など。
使用上の注意▶他の点眼薬と併用している場合は、5分以上間隔をあける。

◯ 点眼用非ステロイド性抗炎症薬

主な治療薬の製品名

インドメロール	ジクロード	ニフラン
ブロナック	プロラノン	

薬の作用▶目の炎症を緩和して、痛みや腫れ、発赤などの症状を抑える。

主な副作用▶ほとんどない。まぶたの腫れ、目のかゆみ・充血、刺激感、など。

使用上の注意▶他の点眼薬と併用している場合は、5分以上間隔をあける。

◯ 経口白内障治療薬

主な治療薬の製品名

パロチン　　チオラ

薬の作用▶水晶体を濁らせる原因のたんぱく変性を抑え、白内障の進行を遅らせる。

主な副作用▶ほとんどない。発疹、かゆみ、耳下腺の腫れ、多汗、胃部不快感、など。

◯ 点眼用抗菌薬

主な治療薬の製品名

オゼックス	ガチフロ	タリビッド
ノフロ	ベガモックス	ベストロン
ロメフロン	クラビット	エコリシン
コリマイC	バクシダール	トスフロ

薬の作用▶細菌を殺菌して、炎症や充血、痛みを抑える。白内障だけでなく、ものもらいなど、細菌による眼疾患に広く用いられる。
主な副作用▶ほとんどない。まぶたの腫れ、充血、かゆみ、発疹、など。
使用上の注意▶他の点眼薬と併用している場合は、5分以上間隔をあける。

漢方薬

白内障に用いられる主な漢方薬

八味地黄丸（はちみじおうがん）　　牛車腎気丸（ごしゃじんきがん）

Column 合併症、点眼薬の介助について

【合併症】
　一般的に、白内障は加齢とともに進行するため、軽症であれば、たいていの高齢者に見られる疾患です。ところが、糖尿病の人では年齢以上に白内障が進行する傾向があります。被介護者が糖尿病の場合、「目のかすみ」「視界のぼやけ」「太陽光のまぶしさ」などに関する発言が急に増えたときは、白内障の可能性があるので、速やかに医療関係者へ報告・相談しましょう。

【点眼薬の介助】
　厚生労働省の定めた条件を満たした介護者は、点眼薬の点眼の介助が行えます。この際、「点眼液がまぶたにつかないように注意」したり、「2種以上薬剤を点眼する際は5分以上間隔をあける」など、いくつかポイントがあります。薬の種類によっては、効果を出すために「点眼の順番が決められて」いるものもあるので、医療関係者の指示を守ることが重要です。

緑内障

眼圧の上昇によって視神経が圧迫され、視力低下や視野に異常が現れる疾患。放置すると失明にいたることも。

ふだんからこんなところに気をつけましょう

・処方されている薬については、1日の使用回数や使用する時間帯を厳守する。
・治療薬のなかには、心臓や呼吸器に比較的負担のかかる薬もあるので、点眼後は脈拍や呼吸などに変化がないかを確認する。

●…点眼用交感神経遮断薬

主な治療薬の製品名

チモプトール	デタントール	ハイパジールコーワ
ベトプティック	ミケラン	ミロル
リズモン	ニプラノール	

薬の作用 ▶ 眼球内の水分（房水）の産生を抑えて、眼圧を低下させる。
主な副作用 ▶ 目に関する各種症状（刺激感、しみる、かゆみ、かすむ、べたつく、など）。喘息や心臓疾患がある人では、喘息発作や、心臓への悪影響（血圧異常、頭痛、めまい、動悸など）にも注意。
使用上の注意 ▶ 他の点眼薬と併用している場合は、5分以上間隔をあける。

◉ 点眼用プロスタグランジン薬

主な治療薬の製品名

キサラタン　　　タプロス　　　トラバタンズ
レスキュラ

薬の作用 ▶ 眼球内の水分（房水）の流出を促進して、眼圧を低下させる。
主な副作用 ▶ 比較的多いのが、一時的な目の刺激症状（しみる、灼熱感など）、目の充血など。まれに角膜障害（痛み、かゆみ、異物感など）を起こすことも。症状が継続するときは速やかに医療関係者に報告する。
使用上の注意 ▶ 他の点眼薬と併用している場合は、5分以上間隔をあける。

◉ 点眼用炭酸脱水素酵素阻害薬

主な治療薬の製品名

エイゾプト　　　トルソプト

薬の作用 ▶ 眼球内の水分（房水）の産生を抑えて、眼圧を低下させる。
主な副作用 ▶ 比較的多いのが、一時的な目の刺激症状（しみる、灼熱感、痛み、など）、目のかすみ、など。ほかに充血、かゆみ、まぶたの腫れ、角膜炎、など。
使用上の注意 ▶ 他の点眼薬と併用している場合は、5分以上間隔をあける。

●・・・点眼用副交感神経刺激薬

主な治療薬の製品名

サンピロ

薬の作用 ▶ 眼球内の水分（房水）の流出を促進して、眼圧を低下させる。
主な副作用 ▶ 一時的なものとして、視界が暗くなる、遠くが見えにくい、など（瞳孔を縮小させる薬のため、これ自体も作用の範疇ではある）。日常生活に支障をきたすほどであれば、医療関係者に相談する。ほかに、充血、かゆみ、かすみ、など。
使用上の注意 ▶ 他の点眼薬と併用している場合は、5分以上間隔をあける。

●・・・点眼用コリンエステラーゼ阻害薬

主な治療薬の製品名

ウブレチド

薬の作用 ▶ 眼球内の水分（房水）の流出を促進して、眼圧を低下させる。
主な副作用 ▶ 比較的多いのが、一時的な目の刺激症状（しみる、灼熱感、痛み、など）。ほかに充血、異物感、かすみ、など。長期の使用で虹彩嚢腫（目の茶色い部分に丸いふくらみができる）が現れることも。また、高濃度の製剤を使用している場合、胃腸への悪影響（吐き気、腹痛、下痢など）を及ぼす可能性がある。ふだんと違う様子が見られたときは、医療関係者に報告する。
使用上の注意 ▶ 他の点眼薬と併用している場合は、5分以上間隔をあける。

○・・・点眼用散瞳剤

主な治療薬の製品名

ピバレフリン

薬の作用▶眼球内の水分（房水）の流出を促進して、眼圧を低下させる。

主な副作用▶一時的なものとして、まぶしさを感じる、かすんで見える、など（瞳孔を開く薬のため、これ自体も作用の範疇ではある）。日常生活に支障をきたすほどであれば、医療関係者に相談する。ほかに、充血、かゆみ、痛み、など。

使用上の注意▶他の点眼薬と併用している場合は、5分以上間隔をあける。

○・・・合剤

主な治療薬の製品名

コソプト　　ザラカム　　デュオトラバ

薬の作用▶配合されている、眼球内の水分（房水）の産生を抑える成分と流出を促進する成分により、眼圧を低下させる。

主な副作用▶比較的多いのが、一時的な目の刺激症状（しみる、灼熱感など）、目の充血など。まれに角膜障害（痛み、かゆみ、異物感など）を起こすことも。症状が継続するときは速やかに医療関係者に報告する。

使用上の注意▶他の点眼薬と併用している場合は、5分以上間隔をあける。

> ### Column 目の病気、だけど、目だけではありません
>
> 視界がせまくなる、視力が低下する、など目に関する症状が出るのが緑内障の特徴のひとつ。そこで、「眼圧が上昇するんだから、そんなことは当たり前」と思いきや、それだけでもないんです。
>
> 多くはないですが、眼圧が急激に上昇する急性の緑内障では、強い頭痛や吐き気、嘔吐をメインに「目が痛い」「目がチカチカする」という症状（急性緑内障発作）を呈する患者さんもいます。高齢者の急激な頭痛や吐き気といえば、とりあえず頭に浮かぶのが脳血管系の疾患（脳卒中など）ではないでしょうか。そこで判別のひとつのポイントとなるのが「目の充血が強いかどうか」です。急性緑内障の場合、脳疾患よりも目の充血が明確に見てとれるケースが多いといえます。
>
> もちろん、緊急時には、介護者の自己判断ではなく、速やかに医療関係者を呼ぶべきですが、こうしたケースでの発症もあるという点を押さえておきましょう。

11 歯科系疾患

歯周病・口内炎

主に口腔内のウイルスや細菌などによって、歯肉や周辺の粘膜に病変が生じる疾患。高血圧や糖尿病などの疾患や、服用している薬が原因となるケースもある。

> ふだんからこんなところに気をつけましょう

・不衛生な口内環境は疾患が発症・進行しやすい。特に食後や就寝中は細菌が繁殖しやすいため、しっかりと口内清掃を行う。
・殺菌・抗菌作用を有する唾液の分泌減少も発症要因のひとつ。一般に、高齢者は唾液の分泌量が減少していることから、症状が進行しやすい。食事の際の咀嚼回数を増やす、唾液腺マッサージをするなど、対策を講じたい。

○…含漱薬（うがい薬）など

主な治療薬の製品名

アズノールうがい液	イソジンガーグル	含漱用ハチアズレ
ネオステリングリーンうがい液	ノズレン	デンターグル

薬の作用▶のどや口内を殺菌して、感染予防に働く。
主な副作用▶まずないと考えてよい。人によっては、軽い刺激感、など。
使用上の注意▶イソジンガーグルなどヨウ素系の殺菌消毒薬が配合されいる薬の場合、ヨウ素アレルギーの人は使用できない。

◯⋯ トローチ薬

主な治療薬の製品名

アクロマイシン　　SPトローチ　　オラドール
スプロール

薬の作用 ▶ のどや口内を殺菌して、炎症や痛みを緩和する。
主な副作用 ▶ ほとんどない。ごくまれにアレルギー症状（発疹、発赤）
　　　　　　など。

◯⋯ 口内炎治療薬

主な治療薬の製品名

アフタッチ	ケナログ	サルコート
デキサルチン	アズノールST	アズレミック
デスパ	ワプロンP	アフタシールS
アフタゾロン	テトラサイクリン塩酸塩パスタ	

薬の作用 ▶ 口内の炎症を鎮め、腫れや痛みを和らげる。
主な副作用 ▶ まずないと考えてよい（数日程度の使用において）。人
　　　　　　によっては、舌のしびれ感、味覚異常など。また、長期
　　　　　　の連用で新たな口腔感染症（口腔内にコケのような白い
　　　　　　斑点が生じる）が起こることも。

◯⋯ 歯周病治療薬

主な治療薬の製品名

ペリオクリン　　ペリオフィール　　ヒノポロン

薬の作用 ▶ 口腔内を殺菌して、腫れや痛みを和らげる。
主な副作用 ▶ まずないと考えてよい。人によっては、軽い刺激感、など。

> **Column** **歯周病がQOLを低下させる**
>
> 　歯周病を放置することは、QOLを著しく低下させる要因のひとつです。例えば、名古屋市立大や国立長寿医療研究センター研究所が行った実験では「歯周病がアルツハイマー病の病態悪化に関与している可能性」が示唆されています。また、歯周病で入れ歯になった人たちの話で必ずあるのが「食事が楽しくなくなった」。自分の歯で噛んだときの食感や味覚は、入れ歯になって「それを失ったとき」に痛感するようです。歯の残存本数とアルツハイマー病の発症の関係についての調査でも、本数が多いほど発症率が低いという結果が出ています。
>
> 　いうならば「より多くの歯を残した人のほうが、人生は楽しい！」ということですから、口腔ケアは入念に行うよう指導しましょう。

第2章

介護に関わる薬の基本

1 覚えておきたい薬の基礎知識

服用のタイミング

　基本的に、処方されたお薬は副作用を低く抑えながら、かつ効果を上げるように、食間、食後、寝る前など服薬のタイミングが指定されています。それぞれの言葉の意味を正しく覚え、服薬介助に活かしましょう。

■各指示の正しい服用時間

食後	食事がすんでからおよそ30分以内
食直後	食事がすんだあとすぐ（通常10分以内）
食前	食事の30分前くらい
食直前	食事のすぐ前（通常10分以内）
食間	食事がすんでから2時間後くらい
寝る前	就寝の直前もしくは30分くらい前

※頓服・頓用とある場合は「必要に応じて」服用します。

　一般的に、服用のタイミングで多いのは食後です。理由としては「食後のほうが薬効成分の吸収がいい」「飲み忘れをしないため」などもありますが、「胃に負担をかけないため」が大半を占めます。そこで、比較的、胃に負担のかからない漢方薬（生薬製剤）は基本的にもっとも吸収のよい食間の服用となり、食後に飲んだ場合、効果が弱くなる可能性があります。

―― 漢方薬を食後に服用するケース ――
　地黄、麻黄など胃腸に負担のかかる生薬が配合されている漢方薬（八味地黄丸、麻黄湯など）については、特に高齢者の場合、食後の服用が指示されるケースがよく見られます。

薬の副作用と禁忌

　副作用とは、服用したお薬の目的以外の作用をいいます（目的の作用は主作用という）。すべての薬には副作用が存在します。逆にいえば、ほんのわずかなものであっても副作用がない薬は存在しません。これは、そもそも医薬品自体が人体にとって異物の化学物質であり、また薬が効くためには、その成分などが血液を通って全身を巡り、本来治療目的でない部分にも作用を及ぼすからです。

　副作用は、軽微なものから、第3章で紹介しているような重篤なものまで幅広く、その発現には服用の仕方や体調、年齢、体質などが大きく関わってきます。特に高齢者は各臓器や器官の衰えなどから、薬の代謝が遅れて効果が出すぎてしまうケースも多いので、服薬後、いつもと違う状態や症状がないかどうかの観察には十分な注意が必要となります。

―― 漢方薬に副作用はない!? ――――――――――――――――――

　自然界に存在する成分（動物性・植物性などの生薬）のみから調合されている漢方薬。だから副作用はないかといえば、そんなことはありません。ただ、**漢方薬の場合は、薬自体の副作用というより、「体質や症状などに合っていないものを処方してしまった」など、医療者側の診断ミスによって起こるケースがほとんど**といえます。

　市販薬に比べて効果の高い医療用漢方では「副次的作用」もありうることから、診断にあたっては経験・知識の豊富な専門医を選ぶことが、より大切になってきます。

薬の飲み合わせ

薬同士の飲み合わせについて

　ある種の薬を一緒に服用することで、効果が強まったり、特定の副作用が出やすくなることがあります。これを薬の「相互作用」といいます。要するに「薬同士にも飲み合わせの良し悪しがある」ということです。比較的多いのは、①効果は異なるものの同様の性質を持つ成分同士によって作用が増強する、②体内での化学反応によって違う物質になってしまう、などです。以下に例を挙げてみましょう。

ケース1
■グリチロン（肝機能改善薬）と小青竜湯（かぜ薬など）

　グリチロンの主成分は、甘草（カンゾウ）という植物由来成分のグリチルリチン、片や、小青竜湯にも甘草が含有されています。両者の効能はまったく異なるものの、同系統の成分が配合されていることから、注意が必要となります。実際、グリチロンの添付文書にも「甘草を含有する製剤との併用は、本剤に含まれるグリチルリチン酸が重複し、偽アルドステロン症が現れやすくなるので注意すること」との表記があります。

ケース2
■レダマイシン（抗菌剤）とアルミゲル（制酸剤）

　細菌を殺菌する作用を持つ、レダマイシンほかテトラサイクリン系の抗生物質（第1章77ページほか）は、金属イオンが含まれている物質と一緒に服用すると化学変化を起こし、吸収されにくい状態になって効果が減弱します。

　上記はほんの一例であり、このような薬同士の相互作用のケースは

非常に多岐にわたります。ただ、基本的に本書は被介護者が服用している薬から大まかな状況を把握し、今後の介護に役立てていくための「薬の入門書」であり、事細かな相互作用については、医療関係者に一任する方向性ではあります。

とはいえ、介護チームにおける、被介護者のもっとも身近な存在として、最低限の医薬品に関する知識、ならびに、被介護者に対する観察眼は、常に持っていていただきたいと思います。

◎‥‥薬と食品の飲み合わせについて

一部の食品にも、薬と併用することで作用に影響を及ぼしてしまうものがあります。

■酒類全般（アルコール）

血液の巡りをよくする働きがあるため、そもそもすべての薬に対して**併用は避けるべきです**（効果の発現が早く、強くなる危険性がある）。また、中枢神経を抑制する働きがあるため、特に**同様の作用を持つ薬**（睡眠薬、抗不安薬、抗うつ薬、抗てんかん薬、鎮痛剤など）**との併用は禁忌**（厳禁）となります。

■グレープフルーツ（ジュース含む）

高血圧や狭心症などの薬である**カルシウム拮抗薬**や**血液循環障害改善に用いられる抗血小板薬、抗てんかん薬の一部の製品**と併用することで薬の作用に影響を及ぼします（主に作用が増強される）。明確な相互作用は不明な点もありますが、薬を代謝する酵素の働きを、グレープフルーツに含まれる成分が阻害することが考えられています。

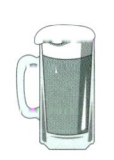

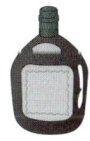

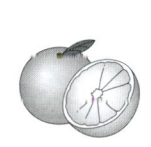

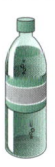

■牛乳（などの乳製品）

抗菌剤のテトラサイクリン系とニューキノロン系は、牛乳などに含まれるカルシウムにより、薬の吸収が阻害されることが知られています。また、一部の骨粗しょう症治療薬についても牛乳や乳製品などのカルシウム含有率が高い食品との併用で、薬の吸収低下が確認されています。

■納豆

納豆は、体内で血液を凝固させる働きを持つビタミンKを多く含むとともに、納豆菌がビタミンKを産生する働きを持っています。つまり、このビタミンKに拮抗して血液が固まるのを防ぐワーファリン、ワルファリンカリウムと併用することで、薬の効果が減弱してしまいます。また、納豆以外でビタミンKを比較的多く含む緑黄色野菜やクロレラなども、過量の摂取で同様の状態になる恐れがあるので注意しましょう。

■カフェイン含有飲料（コーヒー、紅茶、緑茶など多くの茶類）

カフェインの持つ中枢神経刺激作用と効果が重複する、気管支喘息・COPDなどで使用されるキサンチン誘導体（気管支拡張薬）や、うつ病などに使用される精神刺激薬、さらに胃・十二指腸潰瘍に使用されるＨ２受容体拮抗薬（タガメット）、一部の尿酸生成抑制薬との併用により、過度の中枢神経刺激作用が現れる恐れがあるので避けましょう。また、抗パーキンソン病薬のモノアミンオキシダーゼB阻害薬と併用した場合、頻脈・血圧上昇などの副作用が出やすくなるので、こちらも避けるようにしましょう。

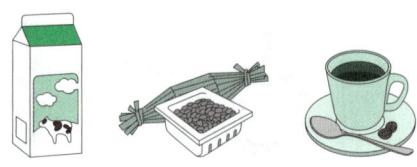

薬の保管と管理

○…保管する場所について

期待した効能・効果を薬が発揮するには、服薬の仕方とともに、適切な保管が必須条件です。不適切な保管方法で薬の性質が変化し、期待した効果が得られない、あるいは、予期せぬ副作用が起こることもあるからです。

■適切な保管場所など
・基本的に、高温多湿や直射日光を避け、温度変化の少ない、**冷暗で風通しのよい場所に保管する**（薬ごとに保管方法は異なるため、必ず処方箋や使用上の注意を確認）。
・特別な指示がない限り、冷蔵庫での保管は避ける。
・シロップ剤に付属している計量カップは、使用後に洗浄し、乾燥させる

■飲み忘れ・誤薬防止に役立つ管理の仕方など
・服薬ボックス（ピルケース）や服薬カレンダーなどを活用して、1週間分の薬を小分けにしておく。食事の際など服用のタイミングには、**必ず手の届くところに置くよう習慣づける**。その他、音で知らせる飲み忘れグッズなども可能であれば取り入れていく。
・認知症の方は自身の過失による誤薬の危険性が高いため、薬は**本人の手の届かない場所に保管**するなどして、服用のタイミングごとに介護者が薬を用意するのが望ましい。

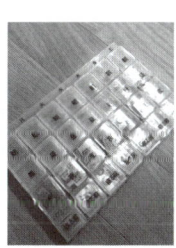

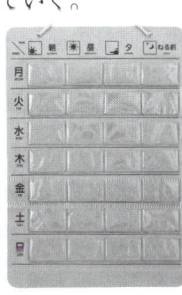

高齢者の服薬に関する注意事項

　一般に、身体各所の機能が低下していることの多い高齢者は、通常の成人と比べて薬の作用に気をつける点が増えたり、服薬時に介助の必要などが出てきます。

　簡単にいえば「薬の効果が出過ぎる」「副作用が出やすい」「誤嚥の危険性が高くなる」など、「有害な事象が発生しやすくなる」ということです。主な理由としては、次のようなものが挙げられます。

薬の作用に対する注意点

■内臓機能の低下

　一般に、薬は肝臓や腎臓で代謝・排泄されることで、効果が減弱・消失していきます。このため、比較的、肝臓や腎臓の働きが衰えている高齢者は、薬の代謝・排泄機能が低下する傾向にあります。

　つまり、必要以上に体内に薬が残留しやすいことから、効果（作用）が強く出てしまう可能性が高く、同時に副作用も出やすくなってしまいます。

■体水分量の減少

　高齢者の多くは、体内の水分量が、一般成人に比べて減少しています。そこで水溶性（水に溶けやすい）のお薬を服用した場合、体内の薬の濃度が必要以上に高くなり、効果が出過ぎる可能性が高くなります（同量の薬なら、溶かす水分が少ないほど濃度は上がるため）。

■脂肪量の増加

　筋肉量の低下により、相対的に脂肪量の比率が増加する傾向にある高齢者は、脂溶性（脂に溶けやすい）の薬も体内に残留しやすく、効果が出過ぎる可能性が高いといえます。

こうした状況に対して、介護者がなし得る最善の手段はといえば、「指示されている薬の服用回数やタイミングを厳守する」こと、そして「高齢者の体調が日々変化することを大前提として意識し、同じ薬を服用し続けていたとしても、日々の症状、体調、行動などに変化がないか、常に観察を怠らない」こと、さらに、「何らかの変化があったときは、小さなことでも医療関係者に報告・相談する」ことだといえるでしょう。

こうした気持ちを個々が意識していれば、チームとして行動する際にも、いい影響が出ることと思われます。

服薬に対する注意点

■嚥下機能の低下

脳血管障害による麻痺や、加齢による筋力・咀嚼力の低下、唾液分泌の減少などから、嚥下機能が低下している人も少なくありません。

こうした場合、カプセル剤などが食道の粘膜にくっついてしまい、その部分に潰瘍ができてしまうリスクが高まると考えられます。

また、食物などが誤って気管に入ってしまう「誤嚥」のリスクも高くなり、さらに、死にいたるケースも少なくない肺炎（誤嚥性肺炎）を引き起こす危険性もあります。寝たきりの被介護者に対しては、特に注意が必要となります。

服薬介助の具体的なポイントについては194ページにて紹介しています

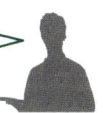

2 介護の現場で起きやすい薬に関するQ＆A

Q1 1回飲み忘れたら、次に2回分飲んでいいの？

A　薬は基本的に、多く飲めば飲むほど効き目も強く出ます。それと同時に副作用も強く出てしまうことになります。**何の薬によらず、飲み忘れたからといって、まとめて2回分を飲むことは絶対にやめましょう。**配合成分によっては、重篤な副作用を引き起こす恐れがあります。

Q2 薬の飲み忘れを防ぐにはどうしたらいい？

A　服用する薬の種類が多く、飲み忘れがちな被介護者には、調剤をしてくれる**薬剤師に依頼して、ワンドーズパック（一包化）にしてもらう方法**があります。

この際、**一包化した透明な薬の袋に日付を入れてもらう**ようにすると、よりわかりやすくなるでしょう。このほか「普段から飲み忘れないような薬の管理を行う（187ページ参照）」「事前に飲み忘れた際の対処法を医療関係者に聞いておく」など対策を立てるようにしましょう。

Q3 薬を食事に混ぜて飲んでも大丈夫？

A　「飲みにくいから」「服用を嫌がる人にばれないように」など種々の理由から、**薬を食事に混ぜて飲んでいるケースもあるようですが、これは絶対に避けましょう。**

ご飯や料理に薬を混ぜた場合、味や食感（舌触りなど）の変化から、**食事自体を受けつけなくなってしまう。**そんな事例も実際にあるようです。また、薬と食物が同時に胃で消化されることにより、

薬に期待される効果が出にくくなることも考えられます。

「薬が飲みにくい」「味が苦くて嫌がる」といった方に対しては、**服薬用のゼリーやとろみ剤などを用いて飲みやすくするのもひとつの方法**です。

Q4 薬を間違えて飲ませてしまったらどうすればいい？

A 服薬介助の際、服用量を間違えたり、他の被介護者の薬を飲ませてしまうなどの「誤薬」が判明した際は、速やかに医療関係者に連絡・報告し、状況を伝えて指示を仰ぎましょう。特に被介護者に影響が出ていないからと、**自己判断で問題なしとするのは厳禁**です。実際、その後に意識不明などの重態になったというケースも少なくありません。

また、誤薬に気づいたとき、**即座に吐かせようとするのは賢明な手段ではないといえます**。高齢者の場合、嘔吐物を誤嚥してしまう恐れが高く、それによる誤嚥性肺炎や、最悪の場合、窒息の危険性もあるからです。

Q5 薬の影響で尿の色が変わることってあるの？

A 服用している薬の種類によっては、尿や便の色が変化することがあります。原因のひとつには、薬自体の色や、薬が体内で変化（代謝）した物質によって、尿や便の色が変化するケースがあります。

■尿の色に影響を与える薬の例

尿の色	製品名	薬の分類
黄褐色〜赤色	アローゼン、プルゼニド	下剤
黄色〜黄赤色	キネダック	糖尿病治療薬
赤	アスベリン、セスデン	鎮咳薬
赤褐色	コムタン	抗パーキンソン病
黒色	ネオドパストン、メネシット	抗パーキンソン病

こうした場合はほぼ問題ありませんが、**何らかの疾患にかかった、あるいは服用している薬の副作用によって便や尿に色がつくこともあり、この場合は当然放置してはいけません。**

処方箋の副作用情報などに目を通し、**便や尿の色が変わることがある場合は、事前にその旨を伝えて安心してもらいましょう。**加えて、**尿や便の色がふだんと違う場合には即座に伝えてもらい、速やかに医療関係者に報告・相談します。**

Q6 市販薬などと病院の薬って併用してもいいの？

A 「症状が改善されない」「いい薬があると紹介されたから」と、**被介護者が病院以外の薬を飲んでしまうケースもあるようですが、これは絶対にやめてもらいましょう。薬を併用することにより、効きめが強く出る、あるいは減弱してしまう恐れがある**からです。

類似のケースとして、**市販の栄養補助食品などの摂取についても、事前に相談してもらい、医療関係者に報告して指示を受ける**ようにしましょう。

Q7 服用している薬の名称や効果を覚えてもらうには？

A 被介護者に**自分の飲んでいる薬の名前や作用を覚えてもらうのは大切なことです。**比較的健常な方はもちろん、高齢の方や認知症の方でも、**服薬（介助）の際には、薬の名称や作用を伝える**ようにしましょう。加えて、**調剤を行う薬局で発行している「お薬手帳」も有効に活用**しましょう。

Q8 ジェネリック医薬品ってなんですか？

A 別名、「後発医薬品」と呼ばれ、文字どおり**「後から発売」された、「先発の薬と同じ効果や安全性を持つことが、国から認められた薬」**のことです。薬は、先に開発したメーカーの特許が20〜25年で切れると、別の会社が同じ有効成分を使って製造・販売すること

ができます。

　こうして研究開発費を低く抑えて製造されたジェネリック医薬品は、薬の値段も低く抑えられていることから、**薬代の負担軽減というメリットがあります。**

　本書では、基本的に先発品（新薬）のみを掲載していますが、同様の薬でジェネリック医薬品に変更可能かどうかは、医療関係者に相談してみましょう。

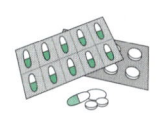

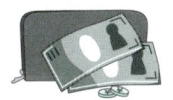

3 介護職による医療用具や薬などに関する介助

■介護職ができる介助
ⅰ．水銀体温計・電子体温計により腋下で体温を計測すること、及び耳式電子体温計により外耳道で体温を測定すること
ⅱ．自動血圧測定器により血圧を測定すること
ⅲ．新生児以外の者であって入院治療の必要がないものに対して、動脈血酸素飽和度を測定するため、パルスオキシメーターを装置すること
ⅳ．軽微な切り傷、擦り傷、やけど等について、専門的な判断や技術を必要としない処置をすること（汚物で汚れたガーゼの交換を含む）
ⅴ．皮膚への軟膏の塗布（褥瘡の処置を除く）
ⅵ．皮膚への湿布の貼付

　ⅴおよびⅵについては、行う前に患部を清潔にする。貼付剤は張る位置を毎回変えることで皮膚のかぶれ予防になる。
　注）患部の状態や辱そうなどによっては介護者が介助できないケースもあることから、事前に医療関係者に確認する。

ⅶ．点眼薬の点眼

　顔をやや上向きにしてもらい、下まぶたを軽く指で引き下げ、点眼する。容器先端がまつげやまぶたに触れないように。点眼後は1分ほど目を閉じたままでいてもらう。目から薬液が溢れた場合は清潔なティッシュペーパーなどで拭き取る。

ⅷ．鼻腔粘膜への薬剤噴霧

　噴霧後、やや顔を上げてもらい、薬を鼻腔内に浸透させる。

ⅸ．一包化された内用薬の内服（舌下錠の使用も含む）・
　①誤嚥防止のため、服薬の際は起座位もしくは上体をやや高くした

体勢をとってもらう。
②お薬を服用する前に、十分な水分で口腔内を湿らせておく（誤嚥防止）。
③一包化されているお薬は開封して渡し、コップ１杯の水または白湯で服用してもらう（片麻痺の方には健側の口角からお薬を入れる）。

※むせやすい方の場合はオブラートや服薬用のゼリーを用いるなど、事前に医療関係者と相談のうえで決めておく。

④服用後はすぐに横にならず、そのままの姿勢を数分維持してもらう。

ｘ．肛門からの座薬挿入
①必ず、ビニールなどの手袋を装着してから介助にあたる。
②排泄、入浴などの後、肛門や陰部を清潔にしてから側臥位になってもらう。
③片足を腹部のあたりまで曲げてもらい、自然に呼吸をしたまま、リラックスしている状態で挿入する。

※ｖ～ｘについては「患者が入院・入所して治療する必要がなく容態が安定していること」「副作用の危険性や投薬量の調整等のため、医師又は看護職員による連続的な容態の経過観察が必要である場合ではないこと」「内用薬については誤嚥の可能性、座薬については肛門からの出血の可能性など、当該医薬品の使用の方法そのものについて専門的な配慮が必要な場合ではないこと」の３条件が満たされていることを医師、歯科医師または看護職員が確認し、これらの免許を有しない者による医薬品の使用の介助ができることを本人または家族に伝えている場合に、事前の本人または家族の具体的な依頼に基づき、医師の処方を受け、あらかじめ薬袋等により、患者ごとに区分し授与された医薬品について、医師または歯科医師の処方及び薬剤師の服薬指導の上、看護職員の保健指導・助言を尊重した医薬品の使用を介助すること。

ⅺ． 爪切りおよび爪ヤスリでのやすりがけ

※爪そのものの異常や、爪の周囲の皮膚に化膿や炎症がなく、かつ糖尿病等の疾患に伴う専門的な管理が必要でない場合。

ⅻ． 口腔粘膜および舌の汚れの清掃

※重度の歯周病等がない場合の日常的な口腔内の刷掃・清拭において、歯ブラシや綿棒または巻き綿子などを用いる場合。

xiii． 耳垢の除去（耳垢塞栓の除去を除く）

xiv． ストマパウチにたまった排泄物の処分

※肌に接着したパウチの取り替えを除く。

xv． 市販のディスポーザブルグルセリン浣腸器を用いた浣腸

※挿入部の長さが5～6cm程度以内、グルセリン濃度50％、成人用の場合で40g程度以下の容量のもの。

xvi． 自己導尿カテーテルの準備ならびに体位の保持

xvii． 痰の吸引（口腔内、鼻腔内、気管カニューレ内部）

xviii． 経管栄養（胃ろう、腸ろう、経鼻経管栄養）

※xvii、xviiiについては、研修機関の研修を受講し、喀痰吸引等を行える介護従事者である旨の都道府県知事の認定証の交付を受けた者の実施が許可される（平成27年4月1日以降は、介護福祉士の養成課程に喀痰吸引等のカリキュラムが導入される予定のため、資格取得者は上記の認定証の交付を受ける必要はない）。

第3章

重篤な副作用出現の可能性がある薬とその症状

1 心臓・循環器系に現れる副作用

うっ血性心不全

どんな症状？

身体が必要とする量の血液を心臓から全身に送り出すことができなくなり、肺に血液がたまってきて、息切れ、疲れやすいなどの症状を示す。

原因となる可能性のある主な薬

ミケラン（β遮断薬　42、46、50ページ）
インデラル（β遮断薬　42、46、50ページ）
セロケン（β遮断薬　42、46、50、52ページ）
ロプレソール（β遮断薬　42、46、51ページ）
アーチスト（αβ遮断薬　42、56ページ）
ボルタレン（非ステロイド性抗炎症薬［NSAIDs］　67、112、140、143、161ページ）
ナボールSR（非ステロイド性抗炎症薬　143ページ）
ロキソニン（非ステロイド性抗炎症薬［NSAIDs］　67、140、143、161ページ）
メドロール（ステロイド薬［内服・吸入］　71ページ）
アクトス（インスリン抵抗性改善薬　102ページ）
イトリゾール（抗真菌薬［内服］　163ページ）
カバサール（ドパミン受容体刺激薬　132ページ）
アラバ（抗リウマチ薬［DMARDs］　141ページ）

！ この症状が出たら速やかに医療関係者へ報告

製品服用中、「動くと息が苦しい」「疲れやすい」「足の

むくみ」「急な体重の増加」「せきとピンク色の痰」など。

心室頻拍

どんな症状?

不整脈の一種。自覚症状がないまま正常に戻り、本人の知らないうちに症状を繰り返すこともある。突然の意識消失やけいれんを起こすことが多く、短時間のうちに回復して反復したり、心室細動に移行して突然死へといたる可能性も。

原因となる可能性のある主な薬

ベプリコール（Ca拮抗薬　46、51ページ）
シベノール（ナトリウムチャネル遮断薬　49ページ）
リスモダン（ナトリウムチャネル遮断薬　49ページ）
ノルペース（ナトリウムチャネル遮断薬　49ページ）

❗ この症状が出たら速やかに医療関係者へ報告

初期症状として「めまい」「動悸」「胸痛」「胸部の不快感」など。

※「意識の消失」「失神」「けいれん」が起きた際には医療関係者へ報告、もしくは救急車等を利用して医療機関を受診。

2 呼吸器系に現れる副作用

急性好酸球性肺炎

どんな症状?
肺に炎症が起こる肺炎のなかでも、炎症部位に好酸球という細胞が集まってくるのが特徴。

原因となる可能性のある主な薬
アンカロン（カリウムチャネル遮断薬　51ページ）
カプトリル（ACE阻害薬　40、53、146ページ）
アレビアチン（抗てんかん薬　64ページ）
ヒダントール（抗てんかん薬　64ページ）
ミノマイシン（テトラサイクリン系抗菌薬　77、157ページ）
カロナール（非ピリン系解熱鎮痛薬など　67、143ページ）

⚠ この症状が出たら速やかに医療関係者へ報告
製品服用中、数日から1週間以内に「空せき」「階段を上る、少し無理をするなどで息切れや、息苦しくなる」「発熱」などが見られた場合。

肺胞出血（肺出血・びまん性肺胞出血）

どんな症状?
肺の肺胞という部分の毛細血管損傷による出血。自覚症状の多くは喀血（血がせきと一緒に出る）あるいは血痰（痰に血が混じる）。

原因となる可能性のある主な薬
バイアスピリン（抗血小板薬など　47、58、61ページ）

ワーファリン（抗凝固薬　58、60ページ）
ワルファリンカリウム（抗凝固薬　58、60ページ）
アンカロン（カリウムチャネル遮断薬　51ページ）
オイグルコン（スルホニル尿素薬　101ページ）
ダオニール（スルホニル尿素薬　101ページ）
テグレトール（抗てんかん薬など　64、126ページ）
アレビアチン（抗てんかん薬　64ページ）
ヒダントール（抗てんかん薬　64ページ）
プロパジール（抗甲状腺薬　116ページ）
チウラジール（抗甲状腺薬　116ページ）
メタルカプターゼ（抗リウマチ薬［DMARDs］　141ページ）

> **!　この症状が出たら速やかに医療関係者へ報告**

　製品服用中、急に、もしくは持続して「せきと一緒に血が出る（喀血）」「痰に血が混入（血痰）」「痰が黒い」「息切れ・息苦しい（呼吸困難）」「せきが出る」など。

肺水腫

どんな症状?

　肺で血液の液体成分が血管外へしみ出した状態。酸素を取り込みづらくなるため呼吸が苦しくなる。

原因となる可能性のある主な薬

ペルジピン（Ca拮抗薬　39ページ）
フルイトラン（利尿薬　41、55、117、147ページ）
ベハイド（利尿薬　41、55、117、147ページ）
アレステン（利尿薬　41、55ページ）
バイカロン（利尿薬　41、55ページ）
イトリゾール（抗真菌薬［内服薬］　163ページ）

> ⚠️ **この症状が出たら速やかに医療関係者へ報告**

製品服用中、急に「息苦しい」「胸がゼーゼーする」「せき・痰が出る」「呼吸・脈が速くなる」など。

胸膜炎・胸水貯留

どんな症状？

肺を覆っている胸膜に炎症が起きたり、胸腔内の胸水が増加した状態。

原因となる可能性のある主な薬

アンカロン（カリウムチャネル遮断薬　51ページ）
デパケン（抗てんかん薬など　64、126ページ）
メトトレキサート（抗リウマチ薬　141ページ）
リウマトレックス（抗リウマチ薬　141ページ）
メトレート（抗リウマチ薬　141ページ）
アザルフィジンEN（抗リウマチ薬　141ページ）
ペンタサ（炎症性腸疾患薬　95ページ）
アサコール（炎症性腸疾患薬　95ページ）
サラゾピリン（炎症性腸疾患薬　95ページ）

> ⚠️ **この症状が出たら速やかに医療関係者へ報告**

製品服用中、もしくは服用中止後に「息苦しい」「胸痛」など。

間質性肺炎

どんな症状？

肺の肺胞の壁や周辺に炎症が起こり、血液中の酸素が減少した状態。

呼吸が苦しくなる。進行して肺線維症（肺が線維化して硬化した状態）になる恐れも。

> **原因となる可能性のある主な薬**

メトトレキサート（抗リウマチ薬　141ページ）
リウマトレックス（抗リウマチ薬　141ページ）
メトレート（抗リウマチ薬　141ページ）
アンカロン（カリウムチャネル遮断薬　51ページ）
バイアスピリン（抗血小板薬など　47、58、61ページ）
デパケン（抗てんかん薬など　64、126ページ）
小柴胡湯（漢方薬　69、88ページ）
柴苓湯（漢方薬　88、119ページ）
柴朴湯（漢方薬　69ページ）
大柴胡湯（漢方薬　88ページ）

❗ この症状が出たら速やかに医療関係者へ報告

製品服用中、急に、もしくは持続して「階段を登る、少し無理をするなどで息切れ・息苦しくなる」「空せき」「発熱」など。

急性肺損傷・急性呼吸窮迫症候群（急性呼吸促迫症候群）

どんな症状？

血液中に酸素が取り込みづらくなり、急な息切れや呼吸困難などが現れる。

> **原因となる可能性のある主な薬**

シプロキサン（ニューキノロン系抗菌薬　78、157ページ）
バイアスピリン（抗血小板薬など　47、58、61ページ）
メトトレキサート（抗リウマチ薬　141ページ）
リウマトレックス（抗リウマチ薬　141ページ）
メトレート（抗リウマチ薬　141ページ）

モービック（非ステロイド性抗炎症薬　140、143ページ）
ボルタレン（非ステロイド性抗炎症薬［NSAIDs］　67、112、140、143、161ページ）
ナボールSR（非ステロイド性抗炎症薬　143ページ）

❗この症状が出たら速やかに医療関係者へ報告

製品服用中、「息苦しい」「せきや痰が出る」「呼吸・脈が速くなる」など。

非ステロイド性抗炎症薬による喘息発作

どんな症状？

非ステロイド性抗炎症薬、もしくは解熱鎮痛薬により発作が引き起こされる喘息。別名アスピリン喘息とも呼ばれるが、アスピリンだけでなくほとんどの解熱鎮痛薬が原因となりうる。

原因となる可能性のある主な薬

各種非ステロイド性抗炎症薬（112、140、143、144、161ページ）

❗この症状が出たら速やかに医療関係者へ報告

製品服用中、「呼吸時の喘鳴（ゼーゼー、ヒューヒューと鳴る呼吸音）」「息苦しさ」など。

3 消化器系に現れる副作用

薬物性肝障害

どんな症状？

薬の服用によって生じる肝機能障害。

原因となる可能性のある主な薬

バイアスピリン（抗血小板薬など　47、58、61ページ）

カロナール（非ピリン系解熱鎮痛薬など　67、143ページ）

ボルタレン（非ステロイド性抗炎症薬［NSAIDs］　67、112、140、143、161ページ）

ロキソニン（非ステロイド性抗炎症薬　67、140、143、161ページ）

クリノリル（非ステロイド性抗炎症薬　143ページ）

アレビアチン（抗てんかん薬　64ページ）

ヒダントール（抗てんかん薬　64ページ）

テグレトール（抗てんかん薬など　64、126ページ）

デパケン（抗てんかん薬　64、126ページ）

アスペノン（ナトリウムチャネル遮断薬　50ページ）

アンカロン（カリウムチャネル遮断薬　51ページ）

ロコルナール（冠血管拡張薬　48ページ）

アダラート（Ca拮抗薬　39、46ページ）

トランデート（αβ遮断薬　42ページ）

チオラ（肝機能改善薬など　86、170ページ）

メトトレキサート（抗リウマチ薬　141ページ）

リウマトレックス（抗リウマチ薬　141ページ）

メトレート（抗リウマチ薬　141ページ）

アザルフィジンEN（抗リウマチ薬　141ページ）

ラミシール（抗真菌薬　163ページ）
小柴胡湯(しょうさいことう)（漢方薬　69、88ページ）
グルコバイ（α-グルコシダーゼ阻害薬　102ページ）

❗ この症状が出たら速やかに医療関係者へ報告

製品服用中、「倦怠感」「発熱」「黄だん」「発疹」「吐き気・嘔吐」「かゆみ」などが急に出現、もしくは持続。

重度の下痢

どんな症状？

治療薬による腸粘膜の炎症・損傷、腸管の運動亢進、急激な腸内細菌のバランス変化などが原因で引き起こされる下痢。

原因となる可能性のある主な薬

ペニシリン系抗菌薬など（69、76、156ページ）
セフェム系抗菌薬（69、76、156、157ページ）
プロトンポンプ阻害薬（80ページ）
サイトテック（粘液産生促進薬など　82、83ページ）
コルヒチン（痛風治療薬　110ページ）

❗ この症状が出たら速やかに医療関係者へ報告

製品服用中、多くは1～2週間以内（服用直後もしくは服用から1～2ヵ月経過後のケースもある）に「泥状・水様便」「便意切迫またはしぶり腹」「疝痛(せんつう)（差し込むような激しい腹痛）」「トイレから離れられないほど頻回な下痢」「便に粘液状のもの・血液が混入」など。

急性膵炎（薬剤性膵炎）

どんな症状？

膵臓に炎症が起こり、上腹部に、悪心・嘔吐などを伴う強い痛みを生じる（痛みはのけぞると強くなり、かがむと弱くなる）。

原因となる可能性のある主な薬

デパケン（抗てんかん薬　64、126ページ）
プレドニン（ステロイド薬　70、141ページ）
プレドニゾロン（ステロイド薬　71、141ページ）
バラクルード（抗肝炎ウイルス薬　85ページ）
アリセプト（コリンエステラーゼ阻害薬　120ページ）
アンカロン（カリウムチャネル遮断薬　51ページ）

❗この症状が出たら速やかに医療関係者へ報告

製品服用中、「急な胃部のひどい痛み」「吐き気」「嘔吐」など。

麻痺性イレウス

どんな症状？

腸管の動きが鈍くなり、排便が困難になることで起こる疾患。

原因となる可能性のある主な薬

メトトレキサート（抗リウマチ薬　141ページ）
リウマトレックス（抗リウマチ薬　141ページ）
メトレート（抗リウマチ薬　141ページ）
クラリス（マクロライド系抗菌薬　69、77ページ）
クラリシッド（マクロライド系抗菌薬　77ページ）
ジプレキサ（非定型抗精神病薬　121ページ）
オノン（ロイコトリエン受容体拮抗薬　72ページ）

グルファスト（グリニド系薬剤　101ページ）
グルコバイ（α-グルコシダーゼ阻害薬　102ページ）
ベイスン（α-グルコシダーゼ阻害薬　102ページ）
バップフォー（抗コリン薬　153ページ）
ポラキス（抗コリン薬　153ページ）
ブスコパン（抗コリン薬　84ページ）
トフラニール（三環系抗うつ薬　124ページ）
リスモダン（ナトリウムチャネル遮断薬　49ページ）
ノルペース（ナトリウムチャネル遮断薬　49ページ）

❗この症状が出たら速やかに医療関係者へ報告

製品服用中、「腹部膨満感」「著しい便秘」「腹痛」「吐き気」「嘔吐」などが持続。

消化性潰瘍

どんな症状？

胃や十二指腸の粘膜が荒れた状態。

原因となる可能性のある主な薬

各種非ステロイド性抗炎症薬（112、140、143、144、161ページ）
総合感冒薬（66ページ）
カロナール（非ピリン系解熱鎮痛薬など　67、143ページ）
オステン（イプリフラボン製剤　139ページ）
ダイドロネル（ビスホスフォネート製剤　137ページ）
ベネット（ビスホスフォネート製剤　137ページ）
アクトネル（ビスホスフォネート製剤　137ページ）

❗ この症状が出たら速やかに医療関係者へ報告

製品服用中、「胃もたれ」「食欲低下」「胸焼け」「吐き気」「胃痛」「空腹時のみぞおち痛」「便が黒い」「吐血」などが持続。

偽膜性大腸炎

どんな症状？

抗生物質の服用で、ある種の菌が異常増殖し、大腸で感染・炎症が見られる疾患。

原因となる可能性のある主な薬

ペニシリン系抗菌薬など（69、76、156ページ）
セフェム系抗菌薬（69、76、156、157ページ）
テトラサイクリン系抗菌薬（内服薬）（77、157ページ）
マクロライド系抗菌薬（69、77ページ）
ニューキノロン系抗菌薬（69、77、78、157ページ）

❗ この症状が出たら速やかに医療関係者へ報告

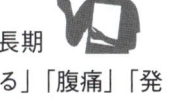

抗生物質の服用中もしくは服用1～2週間後（特に長期入院中）に、「頻回の下痢」「粘性のある便」「腹部が張る」「腹痛」「発熱」「吐き気」など。

4 代謝・内分泌系に現れる副作用

低血糖

どんな症状？
血液中のブドウ糖濃度が低下した状態。

原因となる可能性のある主な薬
インスリン製剤など（100、102ページ）
スルホニル尿素薬（SU薬）（101ページ）
グリニド系薬剤（101ページ）
α-グルコシダーゼ阻害薬（102ページ）
ビグアナイド系薬剤（BG薬）（102ページ）
合剤（糖尿病治療薬）（103ページ）
DDP-Ⅳ阻害薬（104ページ）

❗この症状が出たら速やかに医療関係者へ報告

製品服用中に、「冷や汗」「悪心」「急な強い空腹感」「寒け」「動悸」「手足のふるえ」「目がちらつく」「ふらつき」「脱力感」「頭痛」「ぼんやりする」「目の前が真っ暗になって倒れそうになる」などが急に出現、もしくは持続するが、食事をとると改善する。

このほか、薬の副作用の可能性として「ボーッとする」「うとうとする」「通常と人柄の違ったような異常行動をとる」「わけのわからないことを言う」「ろれつがまわらない」「意識がなくなる」「けいれん」など。

※低血糖は早朝空腹時、昼食前、夕食前、就寝時のほか、特に食事の時間が遅れたときに起きやすい。

高血糖

どんな症状?

血液中のブドウ糖濃度が高くなった状態。

原因となる可能性のある主な薬

ステロイド薬（70、71、141ページ）
ジプレキサ（非定型抗精神病薬　121ページ）
セロクエル（非定型抗精神病薬　121ページ）
サイアザイド系利尿薬（41、55、117、147ページ）
β遮断薬（42、46、50、51、56ページ）
アレビアチン（抗てんかん薬　64ページ）
ヒダントール（抗てんかん薬　64ページ）

❗ この症状が出たら速やかに医療関係者へ報告

製品服用中、「口渇（のどがかわく）」「多飲」「多尿」「体重減少」などが急に出現、もしくは持続。

甲状腺機能低下症

どんな症状?

血液中の甲状腺ホルモン濃度が低下し、体の新陳代謝が悪化した状態。運動や思考が鈍化する。

原因となる可能性のある主な薬

アンカロン（カリウムチャネル遮断薬　51ページ）
甲状腺ホルモン薬（115ページ）
ヨウ素（116ページ）
イソジンガーグル（含嗽薬　177ページ）
リーマス（気分安定薬　126ページ）
抗てんかん薬（64〜65ページ）

> ⚠ **この症状が出たら速やかに医療関係者へ報告**

製品服用中、「前頸部の腫れ」「元気がない」「疲れやすい」「まぶたが腫れぼったい」「寒がる」「体重の増加」「動作が緩慢」「常時眠気を訴える」「物覚えの悪化」「便秘」「かすれ声」など。

※薬の種類によっては、甲状腺ホルモンの過剰症状（脈が速い、心臓がドキドキする、体重の減少、手のふるえ、汗をかきやすい、など）に引き続き、甲状腺機能低下症が発症するケースも。

甲状腺中毒症

どんな症状？

血液中の甲状腺ホルモン濃度が高くなり、甲状腺ホルモンの作用が過剰に亢進した病態。

原因となる可能性のある主な薬

アンカロン（カリウムチャネル遮断薬　51ページ）
リーマス（気分安定薬　126ページ）
甲状腺ホルモン薬（115ページ）

> ⚠ **この症状が出たら速やかに医療関係者へ報告**

製品服用中、「動悸」「頻脈（脈が速くなる）」「手指のふるえ」「食欲はあるのに体重減少」「多汗」「暑がる」「全身倦怠感」「疲労感（疲れやすい）」「神経質になり気分がイライラする」「微熱」など。

※薬の種類によっては、上記の症状が自然に軽快した後、甲状腺ホルモン不足の症状（元気がない、まぶたが腫れぼったい、寒がる、体重の増加、動作が緩慢、常時眠気を訴える、など）が現れることも。こうした状況では「甲状腺機能低下症（211ページ）」を参照。

偽アルドステロン症

どんな症状？

血液中のアルドステロンが増加していないのに、高血圧、むくみ、カリウムの喪失など「アルドステロン症」の症状を呈する病態。

原因となる可能性のある主な薬

グリチロン（肝機能改善薬　86ページ）
甘草を含む漢方薬（桂枝茯苓丸、牛車腎気丸、黄連解毒湯など以内の、ほとんどの漢方薬に含まれる）

❗ この症状が出たら速やかに医療関係者へ報告

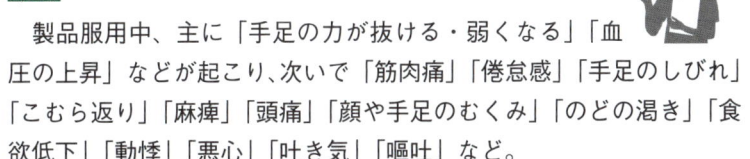

製品服用中、主に「手足の力が抜ける・弱くなる」「血圧の上昇」などが起こり、次いで「筋肉痛」「倦怠感」「手足のしびれ」「こむら返り」「麻痺」「頭痛」「顔や手足のむくみ」「のどの渇き」「食欲低下」「動悸」「悪心」「吐き気」「嘔吐」など。

※さらに症状が進むと、まれに「意識の喪失」「体を動かすと息苦しくなる」「歩けない」「立てない」「赤褐色の尿」「頻尿・排尿困難」「糖尿病の悪化」なども。

5 精神系に現れる副作用

アカシジア

どんな症状?

静座不能症と訳され、じっと座っていられず、そわそわ動き回るのが特徴的な症状。

原因となる可能性のある主な薬

ドグマチール（胃粘膜保護薬　83ページ）
アビリット（胃粘膜保護薬　82ページ）
認知症治療に関する薬剤（120～122ページ）
うつ病治療に関する薬剤（123～127ージ）
H2受容体拮抗薬（H2ブロッカー）（81ページ）
消化管運動機能改善薬（83ページ）
セルテクト（抗アレルギー薬　166ページ）
Ca拮抗薬（39、46、51ページ）

❗ この症状が出たら速やかに医療関係者へ報告

抗精神病薬や抗うつ薬、一部の胃腸薬などを服用中、「体や足がソワソワする」「じっと座る、あるいは横になっていられず、動きたくなる」「むやみに歩こうとする」「絶えず体や足を動かす」「足がむずむずする感じ」「下肢の絶え間ない動き」「過度の足踏み」「貧乏ゆすり」「ベッドや布団の上で体勢を頻繁に変える」「理由なくイライラ歩き回る」など。

セロトニン症候群

どんな症状？

抗うつ薬、特にSSRI（選択的セロトニン再取り込み阻害薬）などのセロトニン系の薬物を服用中に出現する副作用。

原因となる可能性のある主な薬

選択的セロトニン再取り込み阻害薬（SSRI）（123ページ）
エフピー（モノアミンオキシダーゼB阻害薬　132ページ）

⚠ この症状が出たら速やかに医療関係者へ報告

飲みはじめや、服用量が増えたころ、「不安」「混乱」「イライラ」など。また、上記の症状に加えて「興奮」「動き回る」「手足や眼球が勝手に動く」「ふるえ」「体の硬直」「発汗」「発熱」「下痢」「頻脈」など。

※セロトニン症候群の多くは服薬開始数時間以内に症状が現れ、服薬を中止すれば通常24時間以内に症状は消失する。しかし、ごくまれに横紋筋融解症や腎不全などの重篤な結果に陥ることもあるので注意は怠らない。

薬剤惹起性うつ病

どんな症状？

治療の目的で服用している薬によって生じるうつ病。

原因となる可能性のある主な薬

ステロイド薬（70、71、141ページ）
β遮断薬（42、46、50、51、56ページ）
Ca拮抗薬（39、46、51ページ）
抗ヒスタミン薬（68ページ）

❗ この症状が出たら速やかに医療関係者へ報告

製品服用中、「不眠」「物事に興味がなくなった」「不安やイライラ」「いろいろなことが面倒になった」「食欲不振」「気分の落ち込み」など。

悪性症候群

どんな症状？

主に抗精神病薬などの精神・神経用薬を服用中に引き起こされる、高熱や意識障害などの副作用。

原因となる可能性のある主な薬

精神・神経系疾患に関する治療薬（120～134ページ）

❗ この症状が出たら速やかに医療関係者へ報告

製品服用中、特に増量、変更、中止などの際に、「他に原因が思いあたらない37.5度以上の高熱」「発汗」「ぼやっとする」「手足のふるえ」「身体のこわばり」「言葉が話しづらい」「よだれが出る」「飲み込みにくい」「頻脈」「呼吸数の増加」「血圧の上昇」など。

※抗精神病薬などを服用後、急激な症状の変化を呈するケースが多い。放置すると重篤な症状になることもあるので、対応は迅速に。

6 神経・筋骨格系に現れる副作用

骨粗しょう症

どんな症状?

一般的に、加齢や生活習慣、遺伝要因などが関連する骨粗しょう症だが、ここでは医薬品によって引き起こされる「薬剤性骨粗しょう症」を取り上げる。

原因となる可能性のある主な薬

ステロイド薬（内服・吸入）（70、71、141ページ）
抗凝固薬（58、60ページ）
抗てんかん薬（64～65ページ）
リーマス（気分安定薬　126ページ）

❗ この症状が出たら速やかに医療関係者へ報告

製品服用中、「身長が2cm以上低下」「背中が丸くなった」など。

また、骨粗しょう症の危険因子である次の症状に該当する方については、専門医への受診を勧奨する。

「過去に背骨、大腿骨の付け根（股関節）、骨盤、手首、肩などを骨折したことがある」

「経口ステロイド薬を毎日3ヵ月以上使用、あるいは使用予定」

「経口ステロイド薬を使用中で、背中や腰、大腿骨付け根の痛みや、下肢にしびれ・力の入りづらいことがある」

無菌性髄膜炎

どんな症状?

医薬品によって引き起こされる、細菌感染によらない髄膜炎。

原因となる可能性のある主な薬

各種非ステロイド性抗炎症薬(112、140、143、144、161ページ)
バクタ(ST合剤 158ページ)
アザルフィジンEN(抗リウマチ薬 141ページ)
サラゾピリン(炎症性腸疾患薬 95ページ)

❗ この症状が出たら速やかに医療関係者へ報告

製品服用中、「40℃ぐらいの高熱を発熱」「頭痛」「悪心」「吐き気」「うなじが固くこわばって前に首を曲げにくい」「意識の薄れ」などの症状が重なって発現。

運動失調

どんな症状?

医薬品の服用によって生じる、種々の動作や運動が正しく円滑に行えない(失調した)状態。

原因となる可能性のある主な薬

アレビアチン(抗てんかん薬 64ページ)
ヒダントール(抗てんかん薬 64ページ)
リーマス(気分安定薬 126ページ)
セルシン(抗不安薬 129ページ)
ベンゾジアゼピン系睡眠薬(128ページ)

> **！この症状が出たら速やかに医療関係者へ報告**

　製品服用中、「手足の動きがぎこちない」「箸がうまく使えない」「ろれつがまわらない」「ふらつき」「まっすぐ歩けない」など。

末梢神経障害

どんな症状？

　医薬品によって引き起こされる末梢神経障害（手足のしびれ感や脱力など）。

原因となる可能性のある主な薬

HMG-CoA還元酵素阻害薬（106ページ）

> **！この症状が出たら速やかに医療関係者へ報告**

　製品服用中、「手や足に力が入らない」「よく物を落とす」「うまく歩けない・走れない」「うまく立ち上がれない」「つまずきやすい」「手や足がピリピリしびれる・ジンジン痛む・感覚がなくなる」「手足の皮膚が冷たい」「下半身に汗をかかない」など。

ギラン・バレー症候群

どんな症状？

　両手足に力が入らなくなり、しびれ感が出た後、急速に全身にしびれが広がり進行する疾患。一般的には細菌・ウイルスなどの感染で発症するが、ごくまれに医薬品でも同様の症状が現れることがある。

原因となる可能性のある主な薬

インフルエンザワクチン
肺炎球菌ワクチン

メタルカプターゼ（抗リウマチ薬　141ページ）
ニューキノロン系抗菌薬（69、77、78、157ページ）

❗ この症状が出たら速やかに医療関係者へ報告

　製品服用中、「両手足に力が入らない」「歩行時につまずく」「階段を昇れない」「物がつかみづらい」「手足の感覚が鈍くなる」「顔面の筋肉麻痺」「食べ物が飲み込みにくい」「呼吸が苦しい」など。
※医薬品が原因の場合、服用後2週以内の発症が多く見られる。

ジスキネジア

どんな症状？

　自分では止められない、もしくは止めてもすぐに出現する不随意運動（おかしな動き）の総称。医薬品の服用によって起こる場合がある。

原因となる可能性のある主な薬

抗てんかん薬（64～65ページ）
パーキンソン病の治療薬（131～134ページ）
非定型抗精神病薬（121ページ）
ドグマチール（胃粘膜保護薬　83ページ）
アビリット（胃粘膜保護薬　82ページ）

❗ この症状が出たら速やかに医療関係者へ報告

　製品服用中、「繰り返し唇をすぼめる」「舌を左右に動かす」「口をもぐもぐさせる」「口を突き出す」「歯を食いしばる」「目を閉じるとなかなか開かずしわを寄せている」「勝手に手足が動いてしまって歩きにくい」「手に力が入って抜けない」「足がつっぱって歩きにくい」など。
　さらに人によっては、「足を組んだり外したり」「手の回内回外（ドアノブを回すような動き）を繰り返したり」「椅子から立ったり座っ

たり」など、じっとしていられず同じ動きを繰り返すことがある（アカシジア）。

※一般的には、服薬後3ヵ月以上経ってから症状が出現。

けいれん・てんかん

どんな症状？

種々の原因により脳の神経細胞に異常な興奮が起こって、発作性、もしくは周期性で発作を繰り返す病態。ここでは医薬品の服用によって起こるものを取り上げる。

原因となる可能性のある主な薬

抗うつ薬（123～126ページ）

ドグマチール（胃粘膜保護薬　83ページ）

アビリット（胃粘膜保護薬　82ページ）

プリンペラン（消化管運動機能改善薬　83ページ）

グラマリール（ドパミン系薬　62ページ）

抗アレルギー薬（166ページ）

テオドール（キサンチン誘導体　73ページ）

テオロング（キサンチン誘導体　73ページ）

ユニフィルLA（キサンチン誘導体　73ページ）

スロービッド（キサンチン誘導体　73ページ）

テオドリップ（キサンチン誘導体　73ページ）

アプネカット（キサンチン誘導体　73ページ）

テオコリン（キサンチン誘導体　73ページ）

ニューキノロン系抗菌薬（69、77、78、157ページ）

❗ この症状が出たら速やかに医療関係者へ報告

製品服用中、「顔や手足の筋肉がけいれんする」「一時的にボーっとして意識が薄れる」「手足の筋肉が硬直し、ガクガクとふ

るえる」など。
※医薬品が原因の場合、服用後2週以内の発症が多く見られる。

横紋筋融解症

どんな症状？

骨格筋の細胞が融解、壊死することで、筋肉の痛みや脱力などを生じる病態。外傷などのほか、医薬品で引き起こされることもある。多臓器不全の併発など生命に危機が及ぶこともあり、また、回復しても重篤な障害を残す可能性を持った危険な副作用である。

原因となる可能性のある主な薬

HMG-CoA還元酵素阻害薬（106ページ）
フィブラート系薬剤（106ページ）
ニューキノロン系抗菌薬（69、77、78、157ページ）

❗ この症状が出たら速やかに医療関係者へ報告

製品服用中、「手足・肩・腰・その他の筋肉の痛み」「手足のしびれ」「手足の脱力感」「こわばり」「全身の倦怠感」「尿の色が赤褐色を帯びる」など。

薬剤性パーキンソニズム

どんな症状？

パーキンソン病（131ページ参照）と同様の症状を示す病態はパーキンソニズム（パーキンソン症候群）と呼ばれ、そのうち医薬品の副作用として現れるものを薬剤性パーキンソニズムという。

原因となる可能性のある主な薬

デパケン（抗てんかん薬など　64、126ページ）
ドグマチール（胃粘膜保護薬　83ページ）

アビリット（胃粘膜保護薬　82ページ）
グラマリール（ドパミン系薬　62ページ）
非定型抗精神病薬（121ページ）
抗うつ薬（123～126ページ）
アリセプト（コリンエステラーゼ阻害薬　120ページ）
カルスロット（Ca拮抗薬　39ページ）
ヘルベッサー（Ca拮抗薬　39、46、51ページ）
ザンタック（H２受容体拮抗薬　81ページ）
ナウゼリン（消化管運動機能改善薬　83ページ）
プリンペラン（消化管運動機能改善薬　83ページ）
バップフォー（抗コリン薬　153ページ）

❗この症状が出たら速やかに医療関係者へ報告

　製品服用中、「動作が遅くなった」「声が小さくなった」「表情が少なくなった」「ふらふらする歩き方になった」「歩幅が狭くなった（小刻み歩行）」「一歩目の足が出ない」「手のふるえ」「止まれず走り出すことがある」「手足の硬直」など。
※服用後、数日から数週間の間に発症するケースが多い。

7 腎・泌尿器系に現れる副作用

腎性尿崩症

どんな症状?

1日に排泄する尿量が3ℓ以上と、異常に増えてしまう病気。

多くは、高カルシウム血症、低カリウム血症、慢性腎盂腎炎などによって発症するが、一部の医薬品の副作用として発現することもある。

原因となる可能性のある主な薬

リーマス（気分安定薬　126ページ）

⚠ この症状が出たら速やかに医療関係者へ報告

製品服用中、「尿量の著しい増加」「激しい口の渇き」「多飲」などの症状が持続。

※服用後、数日から1年以内の間に発症するケースが多い。

ネフローゼ症候群

どんな症状?

腎臓から尿中に大量のたんぱくが流出し、体内のたんぱくが減少することによって、むくみ、尿量減少ほか、体にいろいろな不都合が出てしまう状態。

糸球体腎炎、糖尿病、膠原病などの病気で起こることが多いが、解熱鎮痛薬、抗リウマチ薬、抗生物質、降圧薬などの医薬品の副作用として発現する場合がある。

原因となる可能性のある主な薬

各種非ステロイド性抗炎症薬（112、140、143、144、161ページ）

メタルカプターゼ（抗リウマチ薬　141ページ）
リマチル（抗リウマチ薬　141ページ）
リドーラ（抗リウマチ薬　141ページ）

❗ この症状が出たら速やかに医療関係者へ報告

製品服用中、「足のむくみ」「尿量の減少」「全身の倦怠感」「排尿時に尿が泡立つ」「息苦しい」「尿が赤い」など。
※服用後、数週間から1年以内の間に発症するケースが多い。

急性腎不全

どんな症状？

腎臓の機能が短期間で急激に低下する疾患。146ページで紹介しているように、発症要因は、出血性胃潰瘍や急性心不全、高血圧、糖尿病などの疾患、前立腺肥大・結石などによる尿路の閉塞などの病気で起こることが多いが、解熱鎮痛薬、抗生物質、抗菌薬などの医薬品の副作用として発現する場合がある。

原因となる可能性のある主な薬

各種非ステロイド性抗炎症薬（112、140、143、144、161ページ）
ACE阻害薬（アンジオテンシン変換酵素阻害薬）（40、53、54、146ページ）
ニューキノロン系抗菌薬（69、77、78、157ページ）

❗ この症状が出たら速やかに医療関係者へ報告

製品服用中、「むくみ」「尿量の減少」「全身の倦怠感」「ほとんど尿が出ない」「一時的な尿量の増加」「発疹」など。

間質性腎炎（尿細管間質性腎炎）

どんな症状？

腎臓の尿細管、および周囲の組織（間質）に炎症を起こす疾患。医薬品などに対するアレルギー反応がその発症の原因と考えられており、主に抗生物質、解熱鎮痛薬、抗てんかん薬、消化性潰瘍薬、痛風治療薬が多いとされている。

原因となる可能性のある主な薬

ボルタレン（非ステロイド性抗炎症薬［NSAIDs］　67、112、140、143、161ページ）
PL配合顆粒（総合感冒薬　66ページ）
ピーエイ（総合感冒薬　66ページ）
ペレックス（総合感冒薬　66ページ）
ガスター（H2受容体拮抗薬　81ページ）
テグレトール（抗てんかん薬など　64、126ページ）
オメプラール（プロトンポンプ阻害薬　80ページ）
オメプラゾン（プロトンポンプ阻害薬　80ページ）
ペンタサ（炎症性腸疾患薬　95ページ）
アサコール（炎症性腸疾患薬　95ページ）
フォサマック（ビスホスフォネート製剤　137ページ）
ボナロン（ビスホスフォネート製剤　137ページ）
タミフル（抗インフルエンザウイルス薬　74ページ）

！ この症状が出たら速やかに医療関係者へ報告

製品服用中、「発熱」「発疹」「関節の痛み」「吐き気、嘔吐、下痢、腹痛などの消化器系の症状」などが持続し、その後「むくみ」「尿量減少」「体重減少」などが見られたりする場合。
※服用後、2週間以内の間に発症するケースが多い。

出血性膀胱炎

どんな症状?

　主にウイルスや細菌、薬剤の副作用などで発症する、出血を伴った膀胱の炎症。

原因となる可能性のある主な薬

ロルカム（非ステロイド性抗炎症薬　140、143ページ）
リウマトレックス（抗リウマチ薬　141ページ）
メトレート（抗リウマチ薬　141ページ）

❗ この症状が出たら速やかに医療関係者へ報告

　製品服用中、「赤みを帯びた尿（血尿）が出る」「尿の回数の増加（頻尿）」「排尿痛がある」「残尿感がある」などが急に起こる・持続する。

尿閉・排尿困難

どんな症状?

　尿が膀胱に充満して、尿意はあるのに排尿できない、もしくは尿が出づらくなる尿閉や排尿困難。
　こうした尿道の閉塞から起こる症状は、前立腺肥大や尿道狭窄によるものが多いが、頻尿・尿失禁治療薬、過活動膀胱治療薬、抗精神病薬、抗うつ薬、抗不整脈薬などの副作用でも発現することがある。

原因となる可能性のある主な薬

ドラール（ベンゾジアゼピン系睡眠薬　128ページ）
ハルシオン（ベンゾジアゼピン系睡眠薬　128ページ）
テグレトール（抗てんかん薬など　64、126ページ）
ロルカム（非ステロイド性抗炎症薬　140、143ページ）
セレコックス（非ステロイド性抗炎症薬　140、143ページ）

モービック（非ステロイド性抗炎症薬　140、143ページ）
パーキンソン病の治療薬（131～134ページ）
抗うつ病薬（123～126ページ）
アリセプト（コリンエステラーゼ阻害薬　120ページ）
ゾビラックス（ヘルペスウイルス治療薬　160ページ）
トランデート（αβ遮断薬　42ページ）
抗不整脈薬（49～52ページ）
ロペミン（止痢薬　94ページ）
セレキノン（消化管運動機能改善薬　83ページ）
頻尿・過活動膀胱治療薬（153～154ページ）
プラビックス（抗血小板薬　47、58、61ページ）
アレジオン（抗アレルギー薬　68、166ページ）

❗この症状が出たら速やかに医療関係者へ報告

　製品服用中、「尿意はあるのに排尿できない（尿が出ない）」「排尿の勢いが弱い」「排尿中、何度も尿が途切れる」「尿が出るまでに時間がかかる」「排尿時、おなかに力を入れないと出ない」「排尿後、ほぼ毎回残尿感がある」などの症状が急に強く自覚される・持続する。

8 血液に現れる副作用

血栓性血小板減少性紫斑病（TTP）

どんな症状？

血液の凝固に重要な役割をはたしている血小板が全身の血管の中で凝集し、血栓ができる疾患。

原因となる可能性のある主な薬

プラビックス（抗血小板薬　47、58、61ページ）
メタルカプターゼ（抗リウマチ薬　141ページ）
アザルフィジンEN（抗リウマチ薬　141ページ）
サラゾピリン（炎症性腸疾患薬　95ページ）

❗ この症状が出たら速やかに医療関係者へ報告

製品服用中、「発熱」「倦怠感」「脱力感」「気分が悪くなる」「食欲不振」「紫斑（青あざ）ができる」「鼻や歯ぐきから出血する」「尿量の減少」「皮膚や白目が黄色くなる（黄だん）」「軽度の頭痛、めまい、けいれん、突然自分のいる場所や名前がわからなくなる、うとうとするなどの症状が短時間に起こる」などが急激に発現。
※服用後、1ヵ月以内の間に発症するケースが多い。

再生不良性貧血

どんな症状？

骨髄で血液が造られなくなり、血液中の赤血球、白血球、血小板というすべての血球が減少する疾患

原因となる可能性のある主な薬

メトトレキサート（抗リウマチ薬　141ページ）
リウマトレックス（抗リウマチ薬　141ページ）
メトレート（抗リウマチ薬　141ページ）
ザイロリック（尿酸生成抑制薬　111ページ）
ガスター（Ｈ２受容体拮抗薬　81ページ）
テグレトール（抗てんかん薬など　64、126ページ）
ジスロマック（マクロライド系抗菌薬　69、77ページ）
ボルタレン（非ステロイド性抗炎症薬　67、112、140、143、161ページ）

❗ この症状が出たら速やかに医療関係者へ報告

製品服用中、「青あざができやすい」「歯ぐき、鼻の粘膜からの出血」「発熱」「のどの痛み」「皮膚や粘膜が青白く見える」「疲労感がある」「動悸・息切れがある」「悪心」「めまいがする」「血尿」など。

薬剤性貧血

どんな症状？

何らかの薬の服用によって起こる貧血。

原因となる可能性のある主な薬

各種抗菌薬（69、76、77、78、156、157ページ）
プロトンポンプ阻害薬（80ページ）
H2受容体拮抗薬（81ページ）
抗てんかん薬（64〜65ページ）

⚠ この症状が出たら速やかに医療関係者へ報告

製品服用中、「顔色が悪い」「疲労しやすい」「だるさ」「頭重」「動悸」「息切れ」など。

出血傾向

どんな症状？

何らかの原因で出血が止まらない、もしくは出血しやすくなった状態。血管の障害、血小板の機能障害、凝固機能障害ほか、さまざまな原因があるなかで、医薬品の服用でも起こる可能性がある。

原因となる可能性のある主な薬

抗凝固薬[*1]（58、60ページ）
各種非ステロイド性抗炎症薬（112、140、143、144、161ページ）
各種抗菌薬[*2]（69、76、77、78、156、157ページ）

* 1　特にワルファリン製剤、アスピリン製剤など
* 2　主に長期間服用の場合

⚠ この症状が出たら速やかに医療関係者へ報告

製品服用中、「手足に点状出血（毛細血管の破綻などにより生じる微小な出血。皮膚には赤色、ないし紫色の点として現れる）ができる」「青あざができやすくなった（皮下出血しやすくなった）」「鼻血が出やすい」「過多月経」「歯ぐきから出血しやすくなった」など。

無顆粒球症

どんな症状?

体内に侵入した細菌を殺す働きを持つ好中球(顆粒球)が著しく減少し、細菌に対する抵抗力が弱まった状態。

原因となる可能性のある主な薬

抗甲状腺薬(116ページ)
アザルフィジンEN(抗リウマチ薬 141ページ)
サラゾピリン(炎症性腸疾患薬 95ページ)

❗この症状が出たら速やかに医療関係者へ報告

製品服用中、「突発的な高熱」「寒け」「のどの痛み」など。

血小板減少症

どんな症状?

血液凝固に重要な役割をはたす血小板の量が減少する疾患。

原因となる可能性のある主な薬

テグレトール(抗てんかん薬など 64、126ページ)
ガスター(H2受容体拮抗薬 81ページ)
パリエット(プロトンポンプ阻害薬 80ページ)

❗この症状が出たら速やかに医療関係者へ報告

製品服用中、「手足に点状出血(毛細血管の破綻などにより生じる微小な出血。皮膚には赤色、ないし紫色の点として現れる)ができる」「青あざができやすくなった(皮下出血しやすくなった)」「出血しやすくなった(歯ぐきの出血、鼻血、生理等が止まりにくくなった)」など。

血栓症(血栓塞栓症・塞栓症・梗塞)

どんな症状?
血管が血のかたまり(血栓)によって突然つまる疾患。

原因となる可能性のある主な薬
ステロイド薬(70、71、141ページ)
ワーファリン(抗凝固薬 58、60ページ)
ワルファリンカリウム(抗凝固薬 58、60ページ)

❗ この症状が出たら速やかに医療関係者へ報告

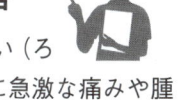

製品服用中、「手足の麻痺やしびれ」「しゃべりにくい(ろれつがまわらない)」「胸痛」「呼吸困難」「片方の足に急激な痛みや腫れが起こる」など。

9 皮膚に現れる副作用

接触皮膚炎

どんな症状?

一般にかぶれと呼ばれる症状。皮膚に発赤、腫脹、湿疹、ただれなどが、痛みやかゆみを伴うなどして現れる。原因としては、化学物質(医薬品を含む)や金属、太陽光など。

原因となる可能性のある主な薬

非ステロイド性抗炎症薬(外用薬)(144ページ)
抗真菌薬(外用薬)(164ページ)
各種緑内障治療用点眼薬(172〜175ページ)

⚠ この症状が出たら速やかに医療関係者へ報告

製品使用直後に「ひりひりする」「赤くなる」「かゆみが出て、塗った部位にじんましんが出た」など。もしくは使い続けるうち、あるときから「かゆみや赤み、ブツブツ、滲出液などが急に出てくる」など。

急性汎発性発疹性膿疱症

どんな症状?

38度以上の高熱とともに、急速に全身に発赤や赤い斑点が現れ、さらに赤い部分に小さな白っぽい膿のようなブツブツ(小膿疱)が多数現れる疾患。

原因となる可能性のある主な薬

各種抗菌薬(69、76、77、78、156、157ページ)

抗真菌薬（内服薬）（163ページ）
ザイロリック（尿酸生成抑制薬　111ページ）
テグレトール（抗てんかん薬など　64、126ページ）
ヘルベッサー（Ca拮抗薬　39、46、51ページ）
カロナール（非ピリン系解熱鎮痛薬など　67、143ページ）

❗ この症状が出たら速やかに医療関係者へ報告

　製品服用後、「高熱（38度以上）が出る」「皮膚の広い範囲に発赤や赤い斑点が現れる」「赤くなった部分に小さな白いブツブツが出現」「全身がだるい」「食欲がない」などが持続する、あるいは急激に悪化する。

※服用後、数時間〜1週間以内に発症するケースが多い。原因と思われる医薬品の服用が多く見られ、通常、それらの医薬品の服用をやめると軽快するが、高齢者および肝・腎機能に障害がある人は回復が遅れることがある。

スティーブンス・ジョンソン症候群

　高熱（38度以上）とともに、比較的短期間に全身の皮膚や、口、目の粘膜に発疹・発赤、やけどのような水ぶくれなどの激しい症状が出る疾患。多くは医薬品が原因と考えられているが、一部のウイルスやマイコプラズマ感染で発症することもある。

原因となる可能性のある主な薬

各種非ステロイド性抗炎症薬（112、140、143、144、161ページ）
総合感冒薬（66ページ）
テグレトール（抗てんかん薬など　64、126ページ）
アレビアチン（抗てんかん薬　64ページ）
ヒダントール（抗てんかん薬　64ページ）
エクセグラン（抗てんかん薬　64ページ）

フェノバール（抗てんかん薬など　64、129ページ）
ザイロリック（尿酸生成抑制薬　111ページ）
アラバ（抗リウマチ薬　141ページ）
クラリス（マクロライド系抗菌薬　69、77ページ）
クラリシッド（マクロライド系抗菌薬　77ページ）
ムコダイン（去痰薬　68、73、78ページ）
タミフル（抗インフルエンザウイルス薬　74ページ）
アザルフィジンEN（抗リウマチ薬　141ページ）
サラゾピリン（炎症性腸疾患薬　95ページ）
クラビット（ニューキノロン系抗菌薬　69、77、157、170ページ）
ミノマイシン（テトラサイクリン系抗菌薬　77、157ページ）

❗この症状が出たら速やかに医療関係者へ報告

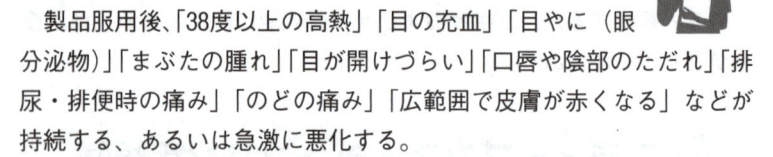

　製品服用後、「38度以上の高熱」「目の充血」「目やに（眼分泌物）」「まぶたの腫れ」「目が開けづらい」「口唇や陰部のただれ」「排尿・排便時の痛み」「のどの痛み」「広範囲で皮膚が赤くなる」などが持続する、あるいは急激に悪化する。
※服用後、2週間以内に発症するケースが多い。

中毒性表皮壊死症（中毒性表皮壊死融解症）

どんな症状？

　全身が広範囲にわたって赤くなるとともに、体表面積の10％以上の皮膚に、やけどのような水ぶくれ、皮膚のはがれ、ただれなどが現れ、高熱（38度以上）や皮膚・口唇にブツブツができる、目が赤くなるなどの症状を伴う重症の皮膚障害。一部のウイルスやマイコプラズマ感染にともない発症することもあるが、多くは医薬品が原因と考えられている。
※スティーブンス・ジョンソン症候群（235ページ参照）と中毒性表

皮壊死症は一連の病態とされており、中毒性表皮壊死症の症例の多くがスティーブンス・ジョンソン症候群の進展型と考えられている。

原因となる可能性のある主な薬

ガスター（H2受容体拮抗薬　81ページ）
各種非ステロイド性抗炎症薬（112、140、143、144、161ページ）
総合感冒薬（66ページ）
クラビット（ニューキノロン系抗菌薬　69、77、157、170ページ）
フェノバール（抗てんかん薬など　64、129ページ）
サワシリン（ペニシリン系抗菌薬　76、156ページ）
ザイロリック（尿酸生成抑制薬　111ページ）
テグレトール（抗てんかん薬など　64、126ページ）
ノルバスク（Ca拮抗薬　39、46ページ）
アムロジン（Ca拮抗薬　39、46ページ）

❗ この症状が出たら速やかに医療関係者へ報告

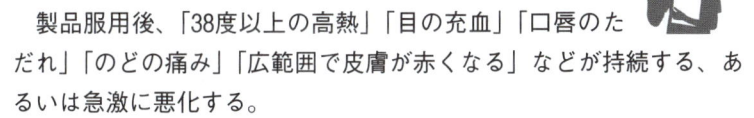

製品服用後、「38度以上の高熱」「目の充血」「口唇のただれ」「のどの痛み」「広範囲で皮膚が赤くなる」などが持続する、あるいは急激に悪化する。
※服用後、2週間以内に発症するケースが多い。

薬剤性過敏症症候群

どんな症状？

重症の薬疹。38度以上の高熱をともなって全身に赤い斑点が現れ、全身のリンパ節（首、脇の下、股の付け根など）が腫れたり、肝機能障害を引き起こしたりする。

原因となる可能性のある主な薬

テグレトール（抗てんかん薬など　64、126ページ）

アレビアチン（抗てんかん薬　64ページ）
ヒダントール（抗てんかん薬　64ページ）
フェノバール（抗てんかん薬など　64、129ページ）
エクセグラン（抗てんかん薬　64ページ）
ザイロリック（尿酸生成抑制薬　111ページ）
アザルフィジンEN（抗リウマチ薬　141ページ）
サラゾピリン（炎症性腸疾患薬　95ページ）
メキシチール（ナトリウムチャネル遮断薬　50ページ）
ミノマイシン（テトラサイクリン系抗生物質　77、157ページ）

❗ この症状が出たら速やかに医療関係者へ報告

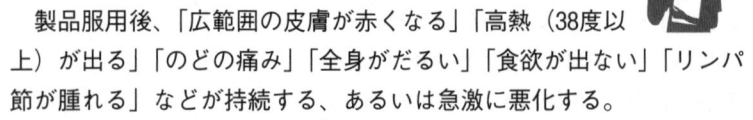

　製品服用後、「広範囲の皮膚が赤くなる」「高熱（38度以上）が出る」「のどの痛み」「全身がだるい」「食欲が出ない」「リンパ節が腫れる」などが持続する、あるいは急激に悪化する。

※通常の薬疹とは異なり、原因と考えられる医薬品の服用後すぐには発症せず、2週間以上経ってから発症するケースが多い。原因と考えられる医薬品を中止した後も、症状は数週間ほど継続。軽快するまで1ヵ月以上の期間を要することがしばしば確認されている。

10 眼・耳・口腔に現れる副作用

ビスフォスフォネート系薬剤による顎骨壊死

どんな症状?

骨粗しょう症の治療薬であるビスフォスフォネート系薬剤を使用している人に、何らかの条件（ある種の医薬品の併用、あご付近への放射線治療、抜歯などの歯科処置、口腔内の不衛生など）が重なった場合、あごの骨に炎症が起こり、ひいては壊死を起こすという症状。

原因となる可能性のある主な薬

ビスフォスフォネート製剤（137ページ）

! この症状が出たら速やかに医療関係者へ報告

ビスフォスフォネート製剤の服用中、「口中の痛み（特に抜歯後の痛みがなかなか治まらない）」「歯ぐきに白色もしくは灰色の硬いものが現れる」「あごが腫れる」「下唇にしびれた感じがある」「歯がぐらつき、自然に抜ける」など。

薬物性口内炎

どんな症状?

口中や口唇の広範囲にわたるただれや、口周囲の皮膚にブツブツができるほか、目や鼻中の粘膜がただれたり、高熱（38度以上）などの症状も伴う重篤な粘膜の障害。一部のウイルスやマイコプラズマ感染に伴い発症することもあるが、多くは医薬品が原因と考えられている。

原因となる可能性のある主な薬

各種抗菌薬（69、76、77、78、156、157ページ）

各種非ステロイド性抗炎症薬（112、140、143、144、161ページ）
抗てんかん薬（64～65ページ）
痛風治療薬（110ページ）
アザルフィジンEN（抗リウマチ薬　141ページ）
サラゾピリン（炎症性腸疾患薬　95ページ）
プロトンポンプ阻害薬（80ページ）
H2受容体拮抗薬（81ページ）
各種睡眠薬（128～130ページ）
抗不安薬（129、130ページ）
抗うつ病薬（123～126ページ）
認知症治療薬（120～122ページ）
各種緑内障治療用点眼薬（172～175ページ）
高血圧改善薬（39～44ページ）

❗ この症状が出たら速やかに医療関係者へ報告

　製品服用中、「高熱（38度以上）」「目の充血」「口中や口唇のただれ」「のどの痛み」「皮膚が広範囲にわたり赤くなる」などが持続する、あるいは急激に悪化する。

薬物性味覚障害

どんな症状？

　薬の服用により、「甘い」「塩からい」「酸っぱい」「苦い」などの味が全体的に、もしくは一部がわからなくなった状態。

原因となる可能性のある主な薬

高血圧改善薬（39～44ページ）
プロトンポンプ阻害薬（80ページ）
H2受容体拮抗薬（81ページ）
各種抗菌薬（69、76、77、78、156、157ページ）

抗うつ病薬（123〜126ページ）

❗ この症状が出たら速やかに医療関係者へ報告

製品服用中、「味を感じにくい」「嫌な味がする」「食べ物の味が変わった」「口が渇く」「食事がおいしくなくなった」など。

角膜混濁

どんな症状？

眼の角膜（黒目にあたる部分）が白く濁ったようになる。点眼薬の副作用や使い過ぎ、ある種の内服薬によって起こる可能性もある。

原因となる可能性のある主な薬

各種白内障治療用点眼薬（169〜171ページ）
各種緑内障治療用点眼薬（172〜175ページ）

❗ この症状が出たら速やかに医療関係者へ報告

製品服用中、「目がかすむ」「目の充血」「眼の異物感」「まぶしさを感じる」など。

網膜・視路障害

どんな症状？

カメラのフィルムにたとえられる眼の網膜、および視路（網膜に映った情報を脳へ伝える視神経などの経路全体）に現れる病変。一部の医薬品が原因となることが知られている。不可逆的に進行しやすいため、早急な対処が重要。

原因となる可能性のある主な薬

ワーファリン（抗凝固薬　58、60ページ）
ワルファリンカリウム（抗凝固薬　58、60ページ）

プラビックス（抗血小板薬　47、58、61ページ）
プレドニン（ステロイド薬　70、141ページ）
プレドニゾロン（ステロイド薬　71、141ページ）
エビスタ（選択的エストロゲン受容体調節薬　138ページ）
タミフル（抗インフルエンザウイルス薬　74ページ）
コニール（Ca拮抗薬　39、46ページ）
バラクルード（抗肝炎ウイルス薬　85ページ）
レベトール（抗肝炎ウイルス薬　85ページ）
コペガス（抗肝炎ウイルス薬　85ページ）
ジェイゾロフト（選択的セロトニン再取り込み阻害薬　123ページ）
アンカロン（カリウムチャネル遮断薬　51ページ）
バルトレックス（ヘルペスウイルス治療薬　160ページ）

❗この症状が出たら速やかに医療関係者へ報告

　製品服用中、「視力の低下」「近くのものにピントが合いにくくなる」「色がわかりにくい」「暗くなると見えにくい」「視野狭窄」「視野の中に見えない部分ができる」「光りが見える」「ものが歪んで見える」が持続する、あるいは急激に悪化する。

緑内障

どんな症状？

　眼圧の上昇により視神経が障害を受けて、視野が狭くなったり、視野の中に見えない部分ができる疾患。放置しておくと、失明にいたることもある（172ページ参照）。

原因となる可能性のある主な薬

点眼用散瞳剤（175ページ）
デパス（抗不安薬　130ページ）
トフラニール（三環系抗うつ薬　124ページ）

トリプタノール（三環系抗うつ薬　124ページ）
プロタノールS（強心薬　54ページ）
ブスコパン（抗コリン薬　84ページ）
マイスリー（非ベンゾジアゼピン系睡眠薬　128ページ）

❗ この症状が出たら速やかに医療関係者へ報告

製品服用中、急激に起こる「目の充血、痛み、かすみ」「頭痛、吐き気」など。もしくは進行的に「視野の中に見えない部分が生じる」「視野が狭くなる」など。

難聴（アミノグリコシド系抗菌薬・白金製剤・サリチル酸剤・ループ利尿剤による）

どんな症状？

中耳炎の人や高齢者で比較的見られる耳の障害。医薬品の服用が原因で起こることもある。

原因となる可能性のある主な薬

各種非ステロイド性抗炎症薬（112、140、143、144、161ページ）
ループ系利尿薬（118ページ）

❗ この症状が出たら速やかに医療関係者へ報告

製品服用後、「聞こえづらくなった」「ピー、キーンという耳鳴り」「耳がつまった感じがする」「ふらつきがある」など。

11 過敏症

アナフィラキシー

どんな症状？

医薬品などに対する急性の過敏反応。多いケースとしては、医薬品服用後30分以内に、じんましんなどの皮膚症状や腹痛・嘔吐などの消化器症状、息苦しさなどの呼吸器症状が現れる。このほか突然、顔面蒼白・意識の混濁などのショック症状を呈することもある。発症例は比較的多く、医薬品によるものは年間で数百例と推測される。

原因となる可能性のある主な薬

各種非ステロイド性抗炎症薬（112、140、143、144、161ページ）
各種抗菌薬（69、76、77、78、156、157ページ）

！ この症状が出たら速やかに医療関係者へ報告

製品服用中、「皮膚のかゆみ」「じんましん」「紅斑・皮膚の発赤」「腹痛」「吐き気」「視覚の異常」「声のかすれ」「くしゃみ」「のどのかゆみ」「息苦しさ」「蒼白」「意識混濁」など。

血管性浮腫

急激に皮膚が腫れる疾患。皮膚以外にも口中、舌、のど、などに症状が現れることもある。原因は、遺伝性と医薬品の服用による副作用も含めたそれ以外に大別される。

原因となる可能性のある主な薬

各種非ステロイド性抗炎症薬（112、140、143、144、161ページ）
ACE阻害薬（アンジオテンシン変換酵素阻害薬）（40、53、54、146

ページ)
ペニシリン系抗菌薬（76、156ページ)

！ この症状が出たら速やかに医療関係者へ報告

製品服用中、「突発的に、口唇、まぶた、舌、口中、顔、首などが大きく腫れる」「のどがつまる」「息苦しさ」「話しづらい」など。特に、息苦しい場合は、急激な呼吸困難に陥る恐れもあるため、救急車を利用した迅速な医療機関への搬送が必要となる。

喉頭浮腫

どんな症状？

喉頭（いわゆる「のどぼとけ」に相当する部位）の粘膜が腫れて、呼吸障害が生じる疾患。感染や外傷などでも生じるが、医薬品によっても引き起こされる。

原因となる可能性のある主な薬

各種非ステロイド性抗炎症薬（112、140、143、144、161ページ）
ACE阻害薬（アンジオテンシン変換酵素阻害薬）（40、53、54、146ページ）

！ この症状が出たら速やかに医療関係者へ報告

製品服用中、「のどがつまる」「息苦しさ」「息を吸い込む際に喘鳴（ヒューヒューと音がする）がある」など。特に、息苦しい場合は、急激な呼吸困難に陥る恐れもあるため、救急車を利用した迅速な医療機関への搬送が必要となる。

非ステロイド性抗炎症薬によるじんましん・血管性浮腫

どんな症状？

非ステロイド性抗炎症薬の使用後、数分から半日で、かゆみを伴うじんましん、もしくは口唇、まぶた、顔面の腫れ（血管性浮腫）が生じる。

原因となる可能性のある主な薬

各種非ステロイド性抗炎症薬（112、140、143、144、161ページ）

❗ この症状が出たら速やかに医療関係者へ報告

製品服用中、「突発的に、口唇、まぶた、舌、口中、顔、首などが大きく腫れる」「のどがつまる」「息苦しさ」「話しづらい」など。特に、息苦しい場合は、急激な呼吸困難に陥る恐れもあるため、救急車を利用した迅速な医療機関への搬送が必要となる。

索　引

あ
アシドーシス　149
足白癬（水虫）　162
アナフィラキシー　158, 244
アルツハイマー型認知症　120, 121
アルドステロン受容体　43
アルミニウム脳症・骨症　82
アレルギー症状　68, 94
アンジオテンシンⅡ　146, 147

い
胃・十二指腸潰瘍　80
胃潰瘍　80, 225
胃がん　80
依存性　126
一包化　195
胃ろう　196
インクレチン　104
インスリン　100, 101, 102, 103, 104
インフルエンザ　74, 75

う
うつ　83, 123, 126
うっ血性心不全　198
うつ病　115, 123, 127, 186

え
壊死　57
エストロゲン　138
塩素系消毒剤　88

お
黄だん　87, 206, 229
黄紋筋融解症　106
横紋筋融解症　215, 222

悪寒　85
お薬手帳　192
悪心　48, 91

か
疥癬　165
潰瘍　57
潰瘍性大腸炎　95
角膜障害　173, 175
かぜ　66, 84, 85
かぜ症候群　66, 69
喀血　200, 201
合併症　104, 105
過敏症状　47, 58, 61
過敏性腸症候群　93, 95
肝炎ウイルス　85
間欠性跛行　57
肝硬変　85, 87
間質性肺炎　202
間質性肺炎（肺繊維症）　51
冠状動脈　47
関節リウマチ　136, 140, 141
肝臓がん　85
漢方薬　183
漢方薬（生薬製剤）　182

き
偽アルドステロン症　184, 213
期外収縮　49, 51
気管支喘息　70, 186
急性好酸球性肺炎　200
急性心不全　149
急性腎不全　149, 150, 225

247

索引

狭心症……………………………45
強心薬………………………53, 54
胸水貯留………………………202
胸膜炎…………………………202
虚血性心疾患………………39, 45
禁忌……………………… 183, 185

く
薬の「相互作用」………………184
くも膜下出血……………………60
クローン病………………………95

け
血液凝固因子………………58, 60
血管浮腫…………………………54
血小板…………………47, 58, 61
欠伸発作…………………………65
血栓……… 47, 58, 59, 61, 63, 229
血痰……………………… 200, 201
血糖値……… 41, 100, 102, 103, 104
血尿………………………… 58, 59
下痢………………………………93

こ
降圧薬……………………………50
高カリウム血症… 41, 43, 54, 55, 149
高カルシウム血症…… 137, 148, 149
口腔カンジダ症…………………71
高血圧…… 39, 45, 59, 150, 177, 225
高血糖……………… 100, 102, 211
膠原病…………………………224
虹彩嚢腫………………………174
甲状腺機能亢進症………… 115, 116
甲状腺機能低下症…… 115, 211, 212
甲状腺疾患………………… 115, 136
甲状腺ホルモン…………… 115, 116

光線過敏症
　…… 41, 77, 78, 144, 148, 157, 158
紅潮……… 40, 44, 46, 48, 52, 59, 108
口内炎…………………………177
高尿酸血症……………………110
高マグネシウム血症………… 82, 89
高リン血症……………………148
誤嚥………………… 76, 188, 189, 195
誤嚥性肺炎………………………75
骨粗しょう症……… 136, 186, 217
骨代謝…………………………138
骨密度…………………………138
誤薬………………………… 187, 191
コリン作動性クリーゼ…………92
コレステロール
　……………… 105, 106, 107, 108, 109

さ
細動・粗動………………………49
酸素療法…………………………74

し
ジェネリック医薬品……… 192, 193
痔核（いぼ痔）…………………97
痔疾………………………………97
脂質異常症……… 45, 105, 107, 109
歯周病……………………… 100, 177
熟眠障害………………………127
主作用…………………………183
出血性胃潰瘍…………………149
消化性潰瘍……………………208
食後……………………………182
食前……………………………182
女性化乳房……………… 43, 118, 152
食間……………………………182
ショック症状……………………92

索 引

徐脈	42, 47, 49, 51, 56, 121
痔ろう	97
心筋梗塞	44, 45, 52
神経細胞（ニューロン）	64
心室細動	199
心室頻拍	199
心臓病	75, 79
心臓発作	48
心不全	49, 50, 51, 52, 53, 103, 225
腎不全	84, 146, 149, 215
心不全治療	54
じんましん	47, 53, 58, 60, 61, 65, 69, 76, 77, 78, 84, 86, 112, 116, 118, 129, 156

す

水晶体	169, 170
錐体外路症状	83
頭重	129
頭重感	48
すくみ足	134
ステロイド薬	162
ストマパウチ	196

せ

接触皮膚炎	234
セロトニン	123, 124, 125, 130
セロトニン症候群	215
喘息	42, 47, 51, 56, 57, 58, 61, 70, 71, 72, 73, 74, 75, 112, 120, 140, 143, 144, 162, 172
喘息発作	204
喘鳴	57, 204
せん妄	130, 132, 133
前立腺肥大	71, 150, 225, 227

そ

| そう状態 | 126 |
| 早朝覚醒 | 127 |

た

帯状疱疹	160, 162
胆汁	87, 108
胆汁酸	107

ち

| 中性脂肪 | 105, 106, 107, 109 |
| 中途覚醒 | 127 |

つ

痛風	108, 110, 113
痛風発作	110, 111, 112
爪白癬	163
爪白癬（爪水虫）	162

て

低カリウム血症	118, 119, 149
低血圧	51
低血糖	100, 101, 102, 103, 104, 210
低ナトリウム血症	118
てんかん	64, 221

と

動悸	40, 42, 46, 48, 50, 51, 52, 54, 55, 59, 67, 69, 71, 72, 73, 78, 83, 85, 101, 103, 115, 118, 121, 124, 125, 126, 127, 132, 134, 147, 151, 153, 199, 212, 213, 230, 231
糖尿病	100, 104, 105, 108, 109, 136, 150, 169, 171, 177, 213, 224, 225
糖尿病神経障害	105
糖尿病腎症	105
糖尿病性末梢神経障害	104
糖尿病網膜症	105
動脈硬化	45, 57, 59, 105

索 引

ドパミン ················· 131, 132
頓服 ······················· 182

な

内視鏡検査 ······················60
ナルコレプシー ················ 126

に

二次感染 ····················· 69, 70
乳酸アシドーシス ········· 102, 103
乳酸菌 ···························94
乳房女性化 ·······················83
入眠障害 ························ 127
尿酸 ····················· 110, 111, 113
尿酸値 ·················· 41, 110, 118
尿路感染症 ················· 155, 158
尿路結石 ············· 111, 112, 148
認知症 ··· 83, 120, 122, 127, 135, 154, 187

ね

熱中症 ·························· 150
ネブライザー ····················70

の

脳血管障害（脳卒中）···········60
脳血管性認知症 ················· 120
脳梗塞 ···························60
脳出血 ···························60
脳卒中 ········· 39, 44, 60, 61, 76, 176
ノルアドレナリン ········· 124, 125

は

パーキンソン病··· 76, 121, 131, 133, 134, 135
肺炎 ························· 75, 79
肺水腫 ·························· 201
肺線維症 ······················· 203
肺胞出血 ························ 200

白癬（水虫）···················· 162
白内障 ················· 169, 170, 171
バセドウ病 ······················ 116
反復性発作 ·······················65

ひ

皮下出血 ····················· 58, 59
ビタミンK ······················ 186
ピロリ菌 ·························84
頻尿 ············· 153, 154, 155, 213, 227
頻尿（過活動膀胱）············ 153
頻脈 ····· 40, 42, 46, 48, 49, 52, 54, 71, 72, 73, 126, 151, 212, 215, 216

ふ

腹圧性失禁 ······················ 154
副交感神経 ·······················92
副作用 ········· 182, 183, 188, 190, 192
浮腫 ························ 57, 103
不随意運動 ············· 131, 132, 133
不整脈 ····· 49, 50, 51, 52, 53, 54, 72, 115, 120, 153, 199
不眠症（睡眠障害）············ 127
プリン体 ················· 110, 113, 114

へ

閉塞性動脈硬化症 ·················57
$β$細胞 ·························· 101
$β$受容体 ····················· 42, 56
ヘリコバクター・ピロリ菌 ········80
ヘルペスウイルス ················ 160
変形性膝関節症 ················· 142
便秘 ····························89

索 引

ほ
発疹…… 47, 49, 52, 53, 54, 56, 58, 59, 60, 61, 62, 65, 66, 67, 68, 69, 72, 73, 76, 77, 78, 79, 81, 82, 83, 84, 86, 87, 88, 94, 95, 97, 104, 108, 111, 112, 116, 118, 119, 129, 140, 143, 144, 156, 157, 158, 161, 162, 170, 171, 178, 206, 225, 226

発赤…… 116, 144, 156, 157, 158, 170, 178

ま
麻痺性イレウス………………… 207
慢性肝炎………………………………85

む
ムーンフェイス………………… 141
むくみ………………………………… 117

め
メラトニン……………… 129, 131
免疫系……………………………… 141
免疫力………………………………… 79

や
薬剤性過敏症症候群…………… 237
薬物性肝障害…………………… 205

よ
ヨウ素アレルギー……………… 177
抑うつ………………………………… 63

り
リウマチ…………………………… 140
理学療法士……………………… 140
リハビリテーション…………… 142
緑内障……… 48, 71, 172, 176, 242

れ
裂肛（切れ痔）…………………… 97
レビー小体型認知症…………… 120

ろ
ロイコトリエン……………………… 72

わ
ワンドーズパック（一包化）… 190

アルファベット
ADL ………………………… 105, 142
B型肝炎…………………………………87
COPD ………………… 74, 75, 186
COPD（慢性閉塞性肺疾患） ……70
DHA ……………………………… 109
EPA ……………………………… 109
HDLコレステロール
 ………………………… 106, 107, 109
LDLコレステロール
 ………………………… 105, 106, 107
QOL ………… 105, 152, 155, 179

MEMO

MEMO

〈執筆者紹介〉

阿佐ヶ谷制作所・介護の薬研究会

医療・美容・健康・薬膳に特化した制作集団。ドラッグストア勤務経験者で登録販売者、中医薬膳師などの資格を持つ代表の岩井浩をはじめ、薬剤師などの資格を持つスタッフが在籍。また、医療・健康業界をはじめとした理科系の人脈も豊富である。医薬品販売実務書籍の執筆も手がける。

介 護 の 薬　コンパクトブック
（かいご　くすり）

2014年8月22日　初　版　第1刷発行

編　著　者	阿佐ヶ谷制作所	
	（介護の薬研究会）	
発　行　者	斎　藤　博　明	
発　行　所	TAC株式会社　出版事業部	
	（TAC出版）	

〒101-8383 東京都千代田区三崎町3-2-18
西村ビル
電話 03(5276)9492(営業)
FAX 03(5276)9674
http://www.tac-school.co.jp

組　　　版	株式会社　グラフト	
印　　　刷	株式会社　ミレアプランニング	
製　　　本	株式会社　常川製本	

© Asagaya Seisakusyo 2014　　Printed in Japan　　ISBN 978-4-8132-5716-5

落丁・乱丁本はお取り替えいたします。

本書は、「著作権法」によって、著作権等の権利が保護されている著作物です。本書の全部または一部につき、無断で転載、複写されると、著作権等の権利侵害となります。上記のような使い方をされる場合には、あらかじめ小社宛許諾を求めてください。

EYE LOVE EYE

視覚障害その他の理由で活字のままでこの本を利用できない人のために、営利を目的とする場合を除き「録音図書」「点字図書」「拡大写本」等の製作をすることを認めます。その際は著作権者、または、出版社までご連絡ください。

TAC出版 書籍のご案内

TAC出版では、資格の学校TAC各講座の定評ある執筆陣による資格試験の参考書をはじめ、
資格取得者の開業法や仕事術、実務書、ビジネス書、一般書などを発行しています!

TAC出版の書籍

資格試験の参考書
- 日商簿記
- 建設業経理検定
- 全経上級
- 公認会計士
- 税理士
- 中小企業診断士
- 不動産鑑定士
- 宅地建物取引主任者
- マンション管理士
- 管理業務主任者
- 証券アナリスト
- FP技能士
- 社会保険労務士
- 行政書士
- 公務員 地方上級・国家一般職(大卒程度)
- 公務員 地方初級・国家一般職(高卒程度)
- 情報処理技術者
- Microsoft Office Specialist
- CompTIA

ほか

実務書
- 資格取得者の開業法、仕事術、営業術
- 会計実務、税法、税務、経理、総務、労務、人事

ほか

ビジネス書・一般書
- 経営者、および起業を目指す人向けの本
- 一般ビジネスマン対象の、ビジネス読み物、ビジネスノウハウ
- 一般の方対象の年金、株、不動産などの実用書

ほか

ラインナップ、ご購入ほか

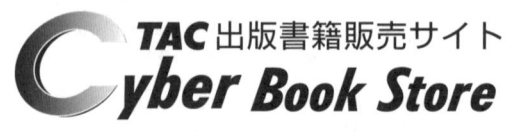

TAC出版書籍販売サイト Cyber Book Store

http://bookstore.tac-school.co.jp/

- TAC書籍のラインナップを全て掲載
- 「ちょっと見!(体験コーナー)」で、書籍の内容をチェック
- 会員登録をすれば特典満載! 登録費や年会費など一切不要 会員限定のキャンペーンあり 1冊のご注文でも送料無料
- 刊行予定や法改正レジュメなど役立つ情報を発信

TAC出版

ご購入は、全国書店、大学生協、TAC各校書籍コーナー、
TACの販売サイト「サイバーブックストア」(http://bookstore.tac-school.co.jp/)、
TAC出版注文専用ダイヤル(0120-67-9625 平日9:30~17:30)まで

お問合せ、ご意見・ご感想は下記まで
郵送:〒101-8383 東京都千代田区三崎町3-2-18
TAC株式会社出版事業部
FAX: 03-5276-9674
インターネット:左記「サイバーブックストア」

(平成26年4月現在)